轻松速学中医特色疗法丛书

图解耳针疗法

轻松速学

总主编　郭长青
主　编　郭长青　陶　琳　张秀芬

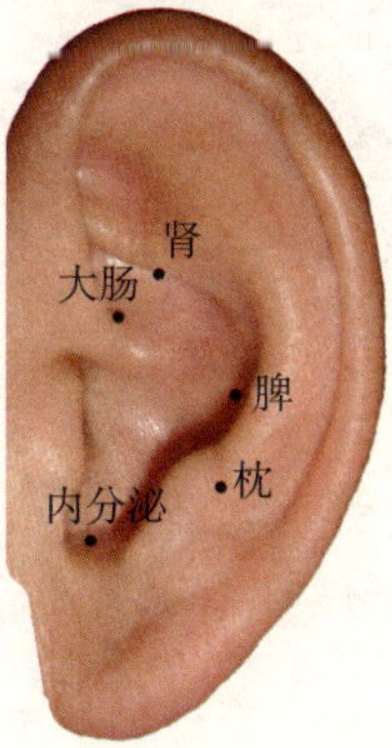

中国医药科技出版社

内 容 提 要

本书是北京中医药大学针灸推拿学院的专家学者根据数十年临床和教学经验编写而成的。

全书共分六章节，分别详细地介绍了耳部的穴位、耳穴的诊断方法、耳穴治疗的操作方法，让患者更加方便易学，临床上从内、外、妇、儿、五官科等五个方面详细介绍了常见疾病的耳针治疗方法，让患者在家中即可自我诊断治疗疾病。本书图文并茂，详细描述了耳部穴位的位置，使患者一目了然、轻松速学。

本书适用于中医临床医生参考使用，也可作为中医院校学生学习使用，同时也适用于广大针灸爱好者阅读参考。

图书在版编目（CIP）数据

图解耳针疗法/郭长青，陶琳，张秀芬主编．—北京：中国医药科技出版社，2012.1（2024.11重印）（轻松速学中医特色疗法丛书/郭长青主编）

ISBN 978－7－5067－5122－3

Ⅰ.①图…　Ⅱ.①郭…　②陶…　③张…　Ⅲ.①耳针疗法－图解　Ⅳ.①R245－49

中国版本图书馆 CIP 数据核字（2011）第 154857 号

美术编辑　陈君杞
版式设计　郭小平

出版　中国医药科技出版社
地址　北京市海淀区文慧园北路甲 22 号
邮编　100082
电话　发行：010－62227427　邮购：010－62236938
网址　www.cmstp.com
规格　710×1020mm 1/16
印张　9
字数　153 千字
版次　2012 年 1 月第 1 版
印次　2024 年 11 月第 2 次印刷
印刷　北京印刷集团有限责任公司
经销　全国各地新华书店
书号　ISBN 978－7－5067－5122－3
定价　36.00 元

编委会

总主编 郭长青

主　编 郭长青　陶　琳　张秀芬

副主编 韩森宁　翟　伟　郭　妍　刘乃刚

编　委 (按姓氏笔画排序)

车　睿　石少娟　卢　婧　朴贤庭

刘福水　李住闵　杨淑娟　芮　娜

吴玉玲　肖　红　张学梅　张慧方

陈幼楠　金　燕　金晓飞　周鸯鸯

胡　波　钟鼎文　段莲花　费　飞

陶　琳　曹榕娟　梁楚西　蔡尚圭

前言

Qian Yan

耳针疗法是祖国医学针灸学的一部分，是指使用短毫针针刺或其他方法刺激耳穴，以诊治疾病的一种方法。古代医著中就有“耳脉”、耳与脏腑经络的生理病理关系，以及借耳诊治疾病的理论和方法等记载。近30多年来，通过大量的临床实践和实验研究，耳穴诊治方法迅速发展，已初步形成了耳穴诊治体系。

人体有病时，往往会在耳廓上的一定部位出现各种阳性反应，如相关部位的耳穴电阻值下降、痛阈值降低、皮肤色泽、形态改变等。耳廓上耳穴部位的阳性反应，既是辅助诊断的依据，也是治疗疾病的刺激点，因而探查阳性反应点是正确使用耳穴诊治的重要操作内容。耳穴探查方法很多，常用的有：望诊法（用肉眼或放大镜在自然光线下，直接观察耳廓皮肤有无变色变形等征象，但应排除色素痣、冻疮及随生理变化而出现的反应等假阳性）、压痛法（用弹簧探棒等在与疾病相应的部位由周围向中心，以均匀的压力仔细探查。当患者出现皱眉、眨眼、呼痛、躲闪等反应，且与周围有明显差异者，可作为诊治时参考）、电测法（用耳穴电子探测仪器，测定皮肤电阻、电位、电容等变化，如电阻值降低，导电量增加，形成良导点者，可供参考）等。

耳针疗法临床常用的处方选穴原则主要有：按部处方选穴法，即根据患者患病部位，选取相应耳穴，如胃病取胃穴、目病取眼穴，肩痹取肩关节穴等；辨证处方选穴法，根据藏象、经络学说，选取相应耳穴，如骨痹、耳聋耳鸣、脱发等取肾穴，因肾主骨，开窍于耳，其华在发，故取肾穴主之；又如偏头痛，属足少阳胆经的循行部位，可取胆穴治之。根据现代医学理论取穴法，如月经不调取内分泌穴，消化道溃疡取皮质下、交感穴等。根据临床实践经验取穴法，如神门穴有较明显的止痛、镇静作用，耳尖穴对外感发热、血压偏高等有较好的退热、降压效果等。上述耳针处方选穴原则，既可单独使用，亦可配合互用。选穴时要掌握耳穴的共性和特性，用穴要少而精。

耳针疗法具有方法简便、经济实用、适应证广、疗效迅速的特点，早已被广大中医工作者应用于临床。耳针在临床治疗的疾病很广，不仅用于治疗许多功能性疾病，而且对一部分器质性疾病也有一定疗效。其适应证举例如下：①各种疼痛性疾病：如对头痛、偏头痛、三叉神经痛、肋间神经痛、带状疱疹、坐骨神经痛等神经性疼痛；扭伤、挫伤、落枕等外伤性疼痛；五官、颅脑、胸腹、四肢等各种外科手术后所产生的伤口痛；麻醉后的头痛、腰痛等手术后遗痛，均有较好的止痛作用；②各种炎症性病症：如对急性结合膜炎、中耳炎、牙周炎、咽喉炎、扁桃体炎、腮腺炎、气管炎、肠炎、盆腔炎、风湿性关节炎、面神经炎、末梢神经炎等，有一定的消炎止痛功效；③一些功能紊乱性病症：如对眩晕症、心律不齐、高血压、多汗症、肠功能紊乱、月经不调、遗尿、神经衰弱、癔症等，具有良性调整作用，促进病症的缓解和痊愈；④过敏与变态反应性病症：如对过敏性鼻炎、哮喘、过敏性结肠炎、荨麻疹等，能消炎、脱敏、改善免疫功能；⑤内分泌代谢性病症：如对单纯性甲状腺肿、甲状腺功能亢进、经绝期综合征等，有改善症状、减少药量等辅助治疗作用；⑥一部分传染病症：如对菌痢、疟疾、青年扁平疣等，有恢复和提高机体的免疫防御功能，加速疾病的治愈；⑦各种慢性病症：如对腰腿痛、肩周炎、消化不良、肢体麻木等，有改善症状、减轻痛苦的作用。耳针除上述病症外，还可用于针刺麻醉中（耳针麻醉）；妇产科方面，如催产、催乳等；预防感冒、晕车、晕船，以及预防和处理输血、输液反应。还可用于戒烟、减肥，国外还用于戒毒等。

特别是近年来，耳针疗法迅速普及，已形成独立的体系。为了便于大家准确选取穴位，应用于临床更为有效，我们编写了这本书。

本书图文并茂，采用以图释文，以文解图的方式，给读者以直观、明确的耳穴定位。主要介绍耳针概述、穴位定位与主治、耳穴诊断法、耳穴治疗操作方法、耳穴诊断和治疗的临床应用和耳穴国际标准化方案等内容。

我们衷心希望本书的出版，能为耳针疗法的普及推广起到积极地促进作用。

编　者

2011年6月

目录

MULU

第四章　妇科疾病耳针疗法

第五章　儿科疾病耳针疗法

第六章　五官科疾病耳针疗法

第一章　耳针疗法总论

耳针是用针或其他方法刺激耳廓上的穴位，以防治疾病的一种方法。它治疗范围较广，操作方便，无副作用，并可用于外科手术麻醉，对疾病的诊断也有一定的参考意义。

第一节　耳针疗法概述

一、源流发展

运用耳廓治病在我国历史悠久，早在两千多年前的《黄帝内经》中，就已记载了许多借耳诊治疾病的经验和理论，如耳与经络、脏腑的关系，望耳诊断疾病，耳背放血治疗抽搐等。散载于历代医学著作中和民间流传的经验也很丰富。仅举历代有文字记载的耳穴就有“耳尖”、“耳中”、“珠顶”、“郁中”、“三扁桃效”、“耳涌”、“窗笼”、“壳背”等。历代刺激耳壳治疗过的病症有头痛、眼病、气喘、面瘫、胃痛等14种以上。

新中国成立后，特别是近三十年来，耳针得到了迅速发展，治疗的病种在100种以上，涵盖内、外、妇、儿、皮肤、眼、耳鼻喉等各科。临床已经证明，耳针不仅可以治疗功能性疾病，对许多器质性疾病以及疑难杂症也有较好疗效。

法国医生P. Nogier于1956年提出了42个耳穴点和形如胚胎倒置的耳穴分布图，并在1961年、1975年和1983年多次加以增补和修改，近年来又提出了“三个位相学说”的设想。法国R. Jarhoot也在1971年提出过不同的耳穴。三十多年来，其他国家也曾提出过“腰痛点”、“疲劳消除点”等少数耳穴。

P. Nogier的耳穴图于1958年介绍到我国，对我国针灸工作者有所启发。此后，我们在城乡普及了耳针疗法，已用耳针治疗过200多种病症，观察到耳针对急性痛症、腮腺炎、支气管哮喘、带状疱疹等几十种病症疗效较显著。在刺激耳穴的方法上增加了耳压、埋针、电针、耳穴注射、磁疗、光针等，创造了耳针麻醉。在耳穴辅助诊断方面也积累了丰富的经验，逐步充实了我国的耳穴图。目前，该图在世界上传播最广、影响最大，已在近百个国家中得到运用。

为了便于研究和交流，我国受世界卫生组织亚太区办事处的委托，根据我国对耳穴的研究和实际应用情况，并参阅了英文、法文、德文、日文文献，选取了临床上常用、疗效好、不能为其他穴所代替的耳穴，并兼顾不同语种的人都易于掌握的原则，制定了耳穴国际标准化方案，成为全世界耳穴疗法学习者和使用者的通用标准。

二、耳廓表面解剖

为了便于叙述和掌握耳针穴位的部位，必须熟悉耳廓解剖名称。

1. 耳廓正面 耳廓正面解剖见图1－1。

（1）耳轮 耳廓最外缘的卷曲部分。其深入至耳腔内的横行突起部分叫“耳轮脚”；耳轮后上方稍突起处叫“耳轮结节”；耳轮与耳垂的交界处叫“耳轮尾”。

（2）对耳轮 在耳轮的内侧，与耳轮相对的隆起部，又叫对耳轮体，其上方有两个分叉，向上分出的一支叫“对耳轮上脚”，向下分出的一支叫“对耳轮下脚”。

（3）三角窝 对耳轮上脚和对耳轮下脚之间的三角形凹窝。

（4）耳舟 耳轮与对耳轮之间的凹沟，又称舟状窝。

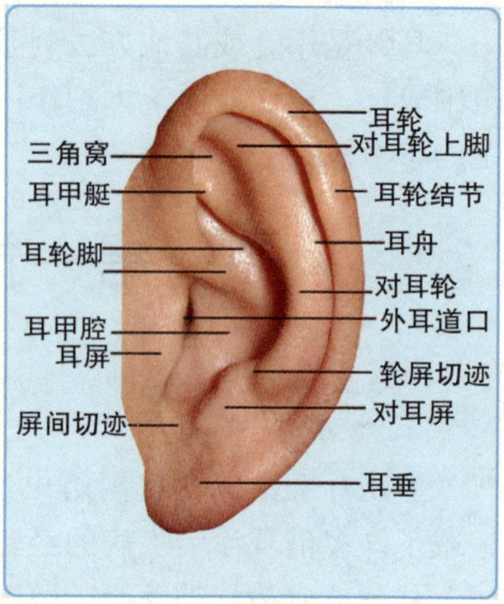

图1－1 耳廓正面解剖

（5）耳屏 耳廓前面瓣状突起部，又称耳珠。

（6）屏上切迹 耳屏上缘与耳轮脚之间的凹陷。

（7）对耳屏 对耳轮下方与耳屏相对的隆起部。

（8）屏间切迹 耳屏与对耳屏之间的凹陷。

（9）轮屏切迹 对耳屏与对耳轮之间的稍凹陷处。

（10）耳垂 耳廓最下部、无软骨的皮垂。

（11）耳甲艇 耳轮脚以上的耳甲部分。

（12）耳甲腔 耳轮脚以下的耳甲部分。

（13）外耳道口 在耳甲腔内的孔窍。

2. 耳廓背面 耳廓背面解剖见图1－2。

（1）耳轮背面 耳轮背部的平坦部分。

（2）耳轮尾背面 耳轮尾背部的平坦部分。

（3）耳垂背面 耳垂背部的平坦部分。

（4）耳舟隆起 耳舟在耳背呈现的隆起。

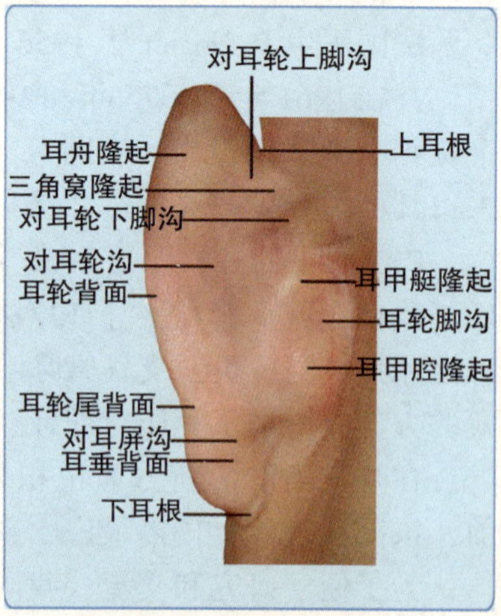

图1－2 耳廓背面解剖

（5）三角窝隆起　三角窝在耳背呈现的隆起。

（6）耳甲艇隆起　耳甲艇在耳背呈现的隆起。

（7）耳甲腔隆起　耳甲腔在耳背呈现的隆起。

（8）对耳轮上脚沟　对耳轮上脚在耳背呈现的凹沟。

（9）对耳轮下脚沟　对耳轮下脚在耳背呈现的凹沟。

（10）对耳轮沟　对耳轮体在耳背呈现的凹沟。

（11）耳轮脚沟　耳轮脚在耳背呈现的凹沟。

（12）对耳屏沟　对耳屏在耳背呈现的凹沟。

（13）上耳根　耳廓与头部相连的最上部。

（14）下耳根　耳廓与头部相连的最下部。

三、适应证与禁忌证

1. 适应证

（1）各种疼痛性疾病　耳针的最大特点是止痛，对外伤性疼痛、手术后疼痛、炎症性疼痛、神经性疼痛、肿瘤性疼痛等均有显著的疗效。

（2）各种炎症性病症　对急性结膜炎、中耳炎、牙周炎、咽喉炎、气管炎、肠炎、盆腔炎、风湿性关节炎、面神经炎等有一定的消炎止痛功效。

（3）一些功能紊乱性疾病　对眩晕、心律不齐、高血压、多汗症、肠功能紊乱、月经不调、遗尿、神经衰弱、癔症等具有良性调整作用，促进病症的缓解和痊愈。

（4）过敏与变态反应性疾病　对过敏性鼻炎、哮喘、过敏性结肠炎、荨麻疹等病，能消炎、脱敏，改善免疫功能。

（5）内分泌代谢性疾病　对单纯性甲状腺肿、甲状腺功能亢进、绝经前后综合征等，耳针有改善症状、减少药量等辅助治疗作用。

（6）一部分传染性疾病　对急性细菌性痢疾、疟疾、青年扁平疣等，耳针能恢复和提高机体的免疫防御功能，以加速疾病的痊愈。

（7）各种慢性疾病　对腰腿痛、肩周炎、消化不良、肢体麻木等，耳针可以改善症状，减轻痛苦。

此外，耳针还可用于针刺麻醉（耳针麻醉）；也可用于产科方面，如催产、催乳等；也能用于预防感冒、晕车、晕船以及预防和处理输血、输液反应；还可用于戒烟、减肥、戒毒等。

2. 耳针的禁忌证　耳针比较安全，一般没有绝对的禁忌证，但有些情况要注意。

（1）严重心脏病患者不宜使用。

（2）严重慢性疾病伴有高度贫血、血友病患者，不宜针刺，可做耳穴贴压。

（3）孕妇怀孕 6 周至 3 个月期间不宜针刺；5 个月后，需要治疗者可轻刺激。忌用子宫、腹、卵巢、内分泌穴，有习惯性流产者应忌用。

（4）外耳疾患，如溃疡、湿疹、冻疮破溃时，暂不宜针刺。

第二节　穴位定位与主治

耳穴是耳廓表面与人体脏腑经络、组织器官、四肢百骸相互沟通的部位，既是疾病反应点，又是疾病治疗点。

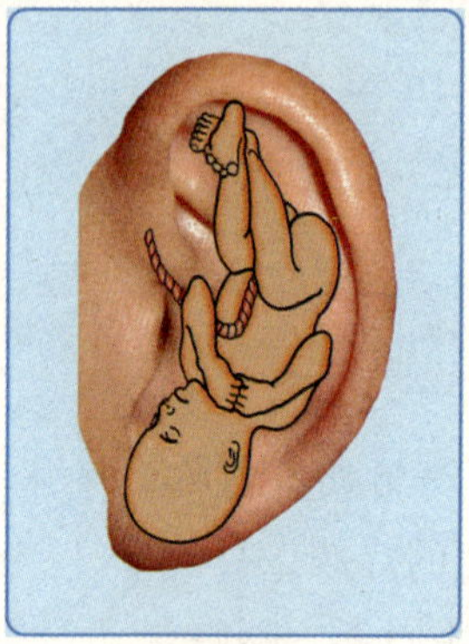

图 1－3　耳廓穴位分布如倒置胚胎示意图

耳穴在耳廓的分布有一定规律，一般来说耳廓穴位分布如同一个倒置的胎儿，头部朝下，臀部朝上。其分布规律是：与头面部相应的穴位在耳垂或耳垂邻近；与上肢相应的穴位在耳舟；与躯干或下肢相应的穴位在对耳轮、对耳轮上脚和对耳轮下脚；与内脏相应的穴位多集中在耳甲艇与耳甲腔；消化道穴位在耳轮脚周围环形排列（图 1－3）。

耳穴是在医疗实践中逐渐发展起来的，目前耳穴总数已达 200 多个，下面主要介绍一些常用穴的定位、主治及功能。

一、耳舟部穴位

耳舟部穴位见图 1－4。

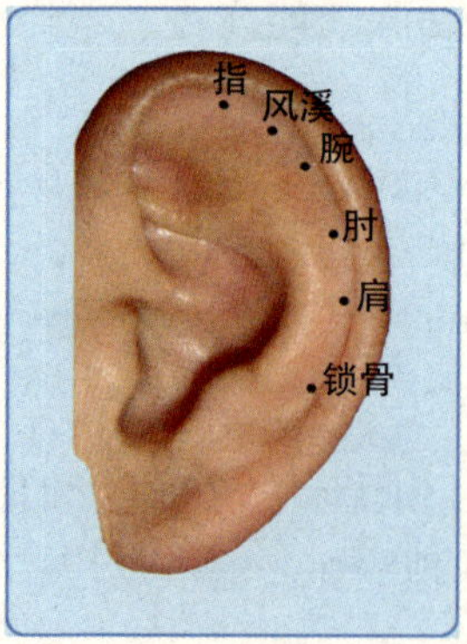

图 1－4　耳周部穴位图

（1）指　在耳轮结节上方，耳舟的顶部。主治：指关节疾患，如指关节扭伤、雷诺病等。

（2）腕　在平耳轮结节突起处的耳舟部。主治：腕部扭伤、过敏性皮炎等。

（3）肘　在腕与肩穴之间。主治：肘关节扭伤、网球肘及风湿性肘关节炎等。

（4）肩　与屏上切迹同水平的耳舟部。主治：肩周炎、肩部疼痛、上肢瘫痪、功能障碍等。

（5）锁骨　与轮屏切迹同水平的耳舟部。主治：相应部位疼痛、肩周炎、肩背颈部疼痛、无脉症。

(6) 风溪　指、腕两穴内缘中点。主治：过敏性疾患。

二、对耳轮上脚部穴位

对耳轮上脚部穴位见图 1－5。

(1) 跟　在对耳轮上脚的内上角。主治：跟部疾患，如骨刺引起的疼痛。

(2) 趾　在对耳轮上脚部的外上角。主治：足趾麻木、疼痛。

(3) 膝　在对耳轮上脚部的中点。主治：膝关节炎、膝关节扭挫伤、膝关节疼痛。

(4) 踝　在跟与膝关节连线中点。主治：踝关节扭伤、踝关节炎。

(5) 髋　在对耳轮上脚起始部中点。主治：髋关节疾患。

(6) 腘窝　在髋关节、神门两穴连线中点。主治：腘窝肿痛。

(7) 腓肠肌点　在跟、腘窝两穴连线中点。主治：腓肠肌痉挛。

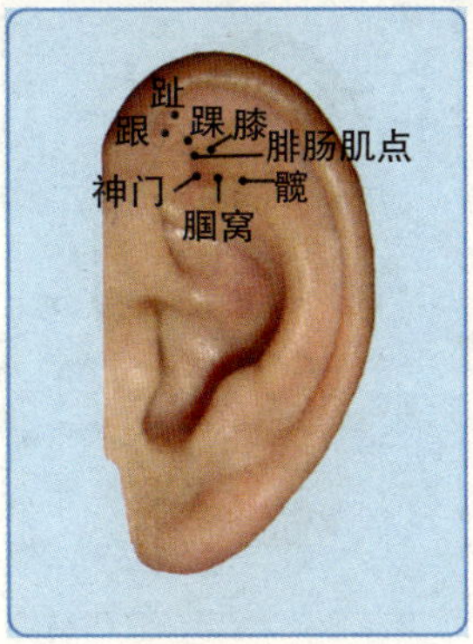

图 1－5　对耳轮上脚部穴

三、对耳轮下脚部穴位

对耳轮下脚部穴位见图 1－6。

(1) 坐骨　在对耳轮下脚内 1/2 处。主治：坐骨神经痛。

(2) 交感　在对耳轮下脚端与耳轮内侧交界处。主治：循环、消化系统功能失调，急惊风，哮喘，痛经。

(3) 臀　在对耳轮下脚外 1/3 处。主治：坐骨神经痛。

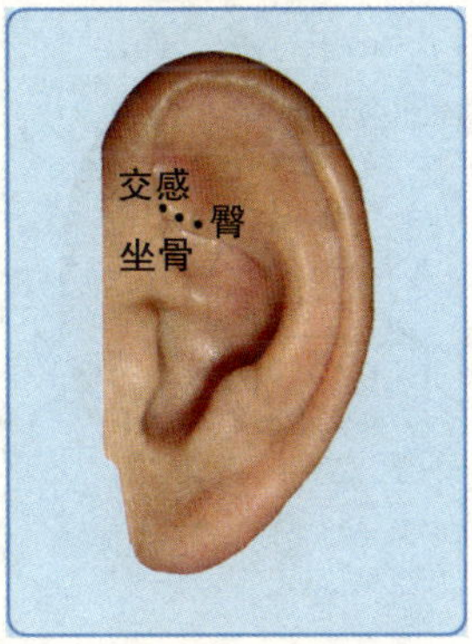

图 1－6　对耳轮下脚部穴位

四、对耳轮部穴位

对耳轮部穴位见图 1－7。

(1) 腹　在对耳轮体前部上 2/5 处。主治：腹腔疾患，消化系统、妇科疾病，如肠炎、便秘、痛经、产后宫缩痛。

(2) 腰骶　在腹区后方，轮屏切迹至对耳轮

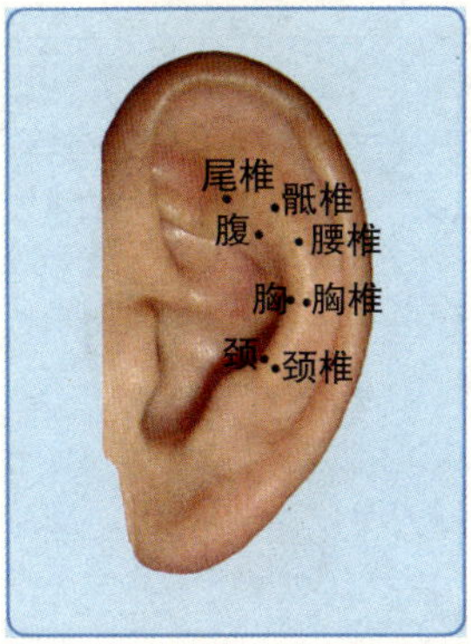

图 1－7　对耳轮部穴位

上脚、对耳轮下脚分叉处，共5等份。自上而下，上1/5为骶椎，上2/5为腰椎，中3/5及下2/5处为胸椎，下1/5处为颈椎。主治：相应部位疾病。

（3）胸　在胸椎穴内侧缘近耳甲缘。主治：胸部疾患，如胸闷、胸痛、胸膜炎、肋软骨炎、肋间神经痛、带状疱疹等。

（4）尾椎　在对耳轮上脚、对耳轮下脚分叉处外缘。主治：相应部位疾患。

（5）颈　在颈椎穴内侧缘近耳甲缘。主治：落枕、颈部扭伤、单纯性甲状腺肿。

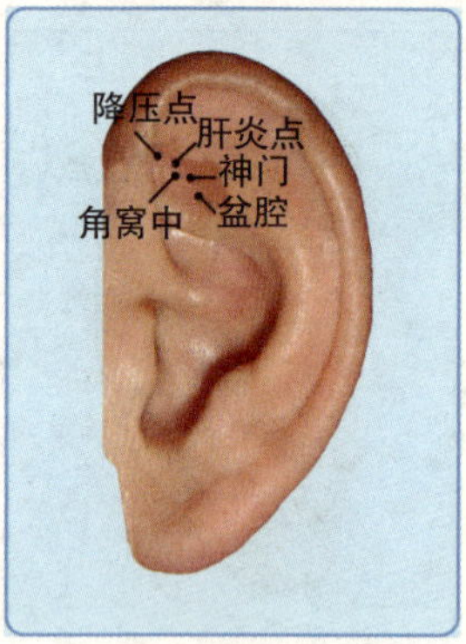

图1-8　三角窝部穴位

五、三角窝部穴位

三角窝部穴位见图1-8。

（1）角窝中　在三角窝底之中部凹陷处。主治：月经不调、白带、痛经、盆腔炎、阳痿、遗精。

（2）降压点　在三角窝内的外上角。主治：高血压。

（3）盆腔　在对耳轮上脚、对耳轮下脚分叉处的内缘。主治：盆腔炎、前列腺炎、下肢部疼痛等症。

（4）神门　在降压点与盆腔穴连线中下1/3交界处。功能：镇静安神、止咳平喘、消炎止痛。主治：神经、心血管、呼吸、消化系统疾患，如失眠多梦、咳喘、眩晕。

（5）肝炎点　在降压点与盆腔穴连线中上1/3交界处。主治：肝胆疾患。

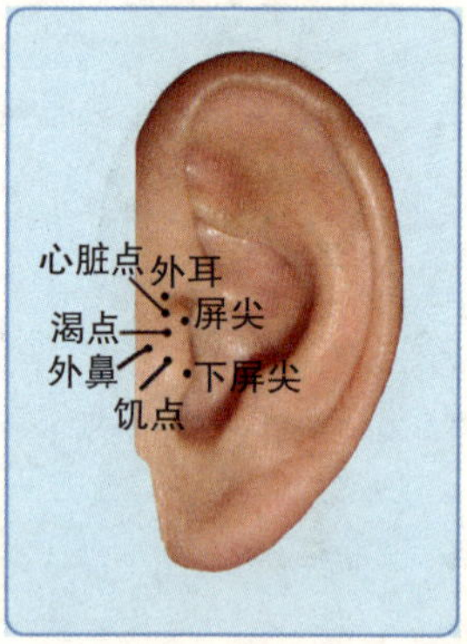

图1-9　耳屏部穴位

六、耳屏部穴位

耳屏部及耳屏部内侧穴位见图1-9、图1-10。

（1）屏尖　在耳屏外侧面上部隆起的尖端。主治：炎症、疼痛性病症。

（2）外鼻　在耳屏外侧面的中部。主治：鼻炎。

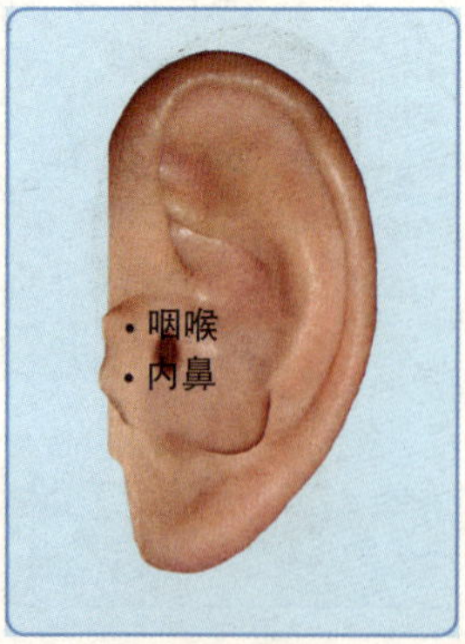

图1-10　耳屏部内侧穴位

（3）下屏尖　在耳屏下部隆起的尖端。功能：安神定志、解表清热、行气活血。主治：低血压、昏厥、无脉症、咳嗽、感冒、中暑、疟疾、乳腺炎。

（4）饥点　在外鼻与下屏尖连线中点。主治：肥胖症、甲状腺功能亢进。

（5）渴点　在外鼻与屏尖连线中点。主治：糖尿病、尿崩症、神经性多饮。

（6）心脏点　在渴点与外耳连线中点。主治：心脏病。

（7）咽喉　在耳屏内侧面上1/2中点。主治：咽喉肿痛、扁桃体炎。

（8）内鼻　在耳屏内侧面下1/2中点。主治：鼻炎、上颌窦炎、感冒。

（9）外耳　在屏上切迹微前凹陷中。主治：眩晕、耳鸣、耳聋。

七、对耳屏部穴位

对耳屏部及对耳屏部内侧穴位见图1－11、图1－12。

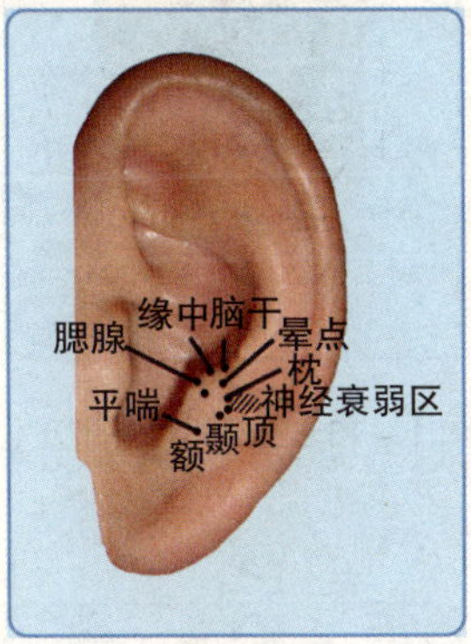

图1－11　对耳屏部穴位

（1）腮腺　在对耳屏屏峰尖端。主治：痄腮、皮肤瘙痒症、神经性皮炎。

（2）平喘　在腮腺向下0.2cm处。主治：咳喘、遗尿、急惊风。

（3）颞（太阳）　在对耳屏外侧下缘中点。主治：偏头痛、耳聋、耳鸣、近视眼。

（4）额　在对耳屏内下方下缘中点。主治：头昏沉重，记忆力减退，嗜睡，偏头痛。

（5）枕　在对耳屏外侧面的后下方。主治：头晕、头痛、咳喘、眼花、癫痫。

（6）顶　在枕穴直下0.15cm处。主治：头顶痛。

（7）缘中（脑点）　在对耳屏尖与轮屏切迹的中点。主治：遗尿、崩漏、月经不调、阳痿、急惊风。

（8）脑　在对耳屏内侧面上1/2处。主治：失眠、多梦、疼痛性病症、眩晕、耳鸣、哮喘。

（9）晕点　在对耳屏外上方，居于缘中、脑干、枕三穴之间。主治：头晕。

（10）神经衰弱区　在颈椎与枕、顶两穴之间。主治：神经衰弱。

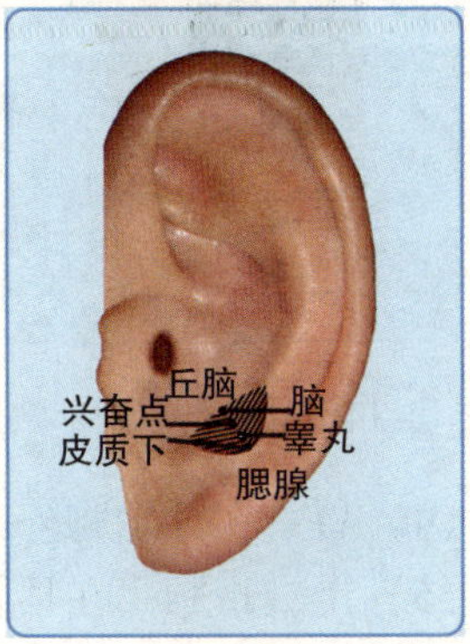

图1－12　对耳屏部内侧穴位

（11）睾丸（卵巢）　在对耳屏的内侧前下

方、腮腺穴向下 0.2cm 处。主治：生殖系统疾病、头痛。

（12）丘脑　在对耳屏内侧面、中线下端。主治：单纯性肥胖病、嗜睡症、水肿、内分泌功能紊乱。

（13）兴奋点　在睾丸与丘脑之间。主治：嗜睡症、夜尿症、肥胖症、阳痿。

（14）皮质下　在对耳屏内侧面下 1/2 处。主治：神经、消化、心血管系统疾病。

八、屏间切迹部穴位

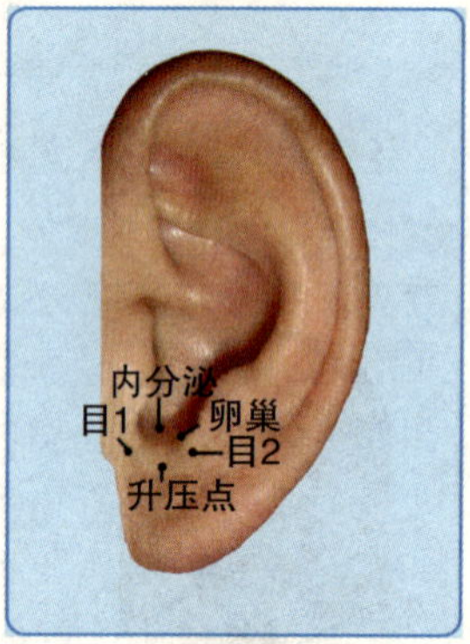

图 1－13　屏间切迹部穴位

屏间切迹部穴位见图 1－13。

（1）内分泌　在屏间切迹内耳甲腔底部。主治：生殖泌尿、消化系统疾病，甲状腺功能亢进，糖尿病，过敏，风湿病，水肿。

（2）目 1　在屏间切迹前下方。主治：青光眼、近视。

（3）目 2　在屏间切迹后下方。主治：屈光不正、外眼炎症。

（4）升压点　在屏间切迹外下方。主治：低血压。

（5）卵巢　在屏间切迹外与对耳屏内侧缘之间。主治：不孕症。

九、耳轮脚周围部穴位

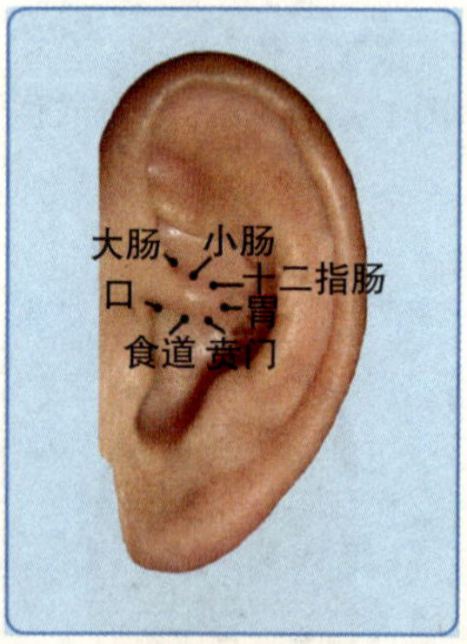

图 1－14　耳轮脚周围部穴位

耳轮脚周围部穴位见图 1－14。

（1）口　在外耳道口的上缘和后缘。主治：牙周病、喉炎、咽炎、口腔溃疡、气管炎、失眠、腰酸乏力。

（2）食道　在耳轮脚下方中 1/3。功能：宽胸利膈。主治：恶心、呕吐、吞咽困难、胸闷。

（3）贲门　在耳轮脚下方外 1/3。主治：恶心、呕吐、消化不良、牙痛、前额痛。

（4）胃　在耳轮脚外方。主治：恶心、呕吐、消化不良。

（5）十二指肠　在耳轮脚上方外 1/3 处。主治：十二指肠溃疡、幽门痉挛。

（6）小肠　在耳轮脚上方中 1/3。主治：消化不良、腹胀、腹泻、心悸、少乳、口舌生疮、咽喉肿痛。

（7）大肠　在耳轮脚上方的 1/3。主治：痢疾、腹泻、便秘、咽痛、咳喘。

十、耳甲艇部穴位

耳甲艇部穴位见图 1－15。

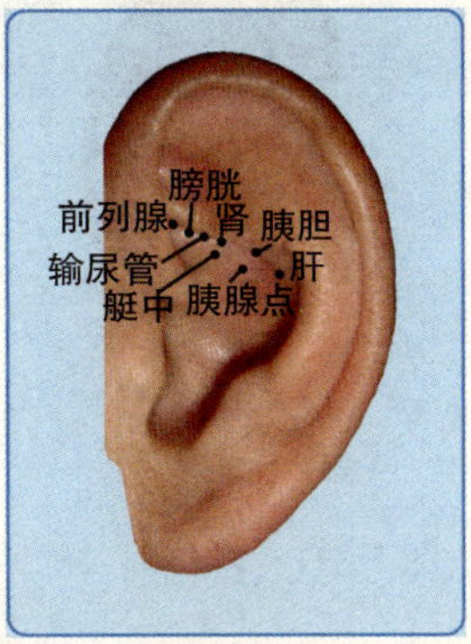

图 1－15　耳甲艇部穴位

（1）肾　在对耳轮上脚、对耳轮下脚分叉处下方。主治：肾炎、腰膝酸软、神经衰弱、耳鸣、耳聋、眼疾、脱发、浮肿。

（2）前列腺　在耳甲艇内上角。主治：前列腺炎、前列腺肥大、尿路感染、性功能障碍。

（3）输尿管　在肾、前列腺连线的中内 1/3 交界处。主治：输尿管结石绞痛。

（4）膀胱　在肾、前列腺连线的中内 1/3 交界处。主治：膀胱炎、尿闭、遗尿、腰腿后头疼痛。

（5）肝　在耳甲艇的外下方。主治：眩晕、眼疾、胁痛、痛经。

（6）胰胆　在肝、肾两穴之间。在左耳为胰，在右耳为胆。主治：胰腺炎、糖尿病、胆道疾患、偏头痛。

（7）艇中　在耳甲艇中央。主治：脐周疼痛。

（8）胆道　在胆与十二指肠两穴之间。主治：胆道结石。

（9）胰腺炎点　在胰与十二指肠两穴之间。主治：胰腺炎。

十一、耳甲腔部穴位

耳甲腔部穴位见图 1－16。

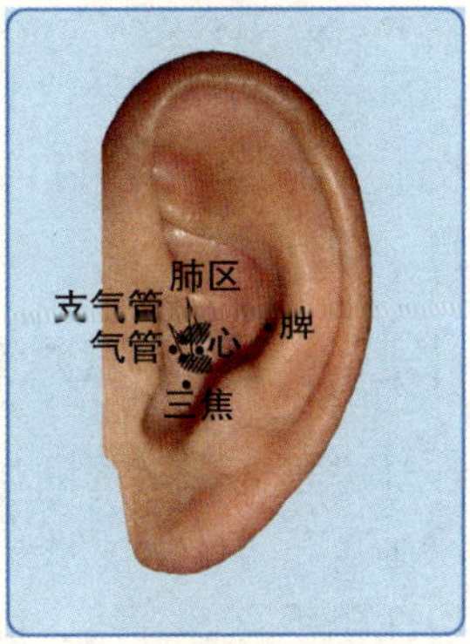

图 1－16　耳甲腔部穴位

（1）心　在耳甲腔中心凹陷处。主治：心血管系统疾病、中暑、急惊风。

（2）肺　在心区的上下方。主治：呼吸系统疾病、皮肤病、水肿。

（3）气管　在外耳道口与心穴之间。主治：咳喘，急、慢性咽炎。

（4）支气管　在气管与上肺、下肺中点。主治：急、慢性支气管炎，支气管哮喘。

（5）脾　在耳甲腔外上方。主治：腹胀、腹泻、胃痛、崩漏、血液病、水肿。

（6）三焦　在外耳道孔后下方与对耳屏内侧下 1/2 连线中点。主治：泌尿、消化系统疾病，如便秘、浮肿。

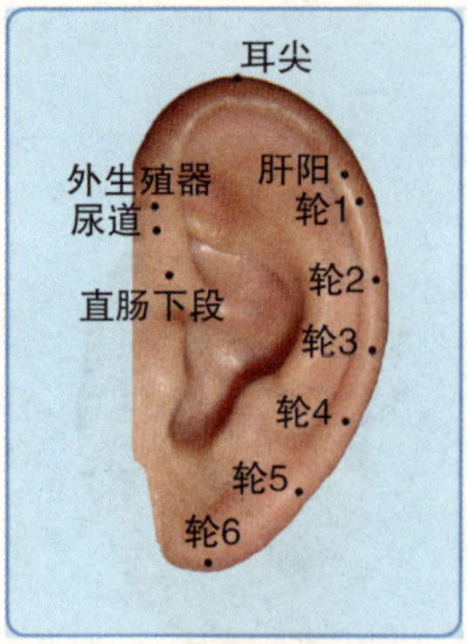

图 1－17 耳轮部穴位

十二、耳轮部穴位

耳轮部穴位见图 1－17。

(1) 耳尖 在耳轮顶端。主治：发热、高血压、头晕、眼疾。

(2) 外生殖器 在与对耳轮下脚上缘相平的耳轮处。主治：阳痿、外生殖器炎症、会阴部皮肤病。

(3) 尿道 在与对耳轮下脚下缘同水平的耳轮处。主治：尿频、尿急、遗尿。

(4) 直肠下段 在与大肠同水平的耳轮处。主治：便秘、痢疾、脱肛、痔疮。

(5) 肝阳 在耳轮结节处。主治：慢性肝炎、高血压。

(6) 轮 1～轮 6 自耳轮结节下缘至耳垂正中下缘分成 5 等份，共 6 点，自上而下依次为轮 1～轮 6。主治：发热、扁桃体炎、高血压。

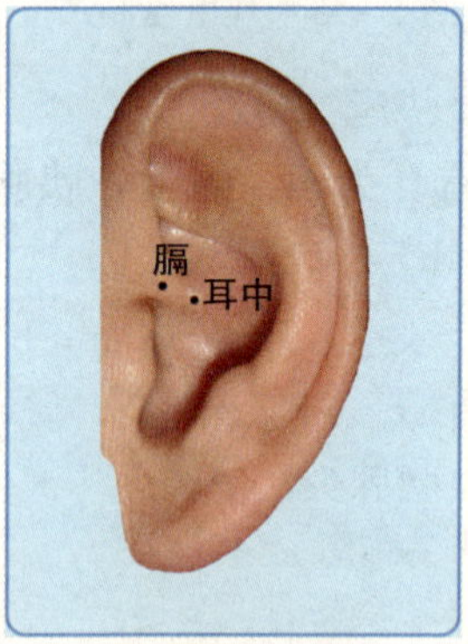

图 1－18 耳轮脚部穴位

十三、耳轮脚部穴位

耳轮脚部穴位见图 1－18。

(1) 耳中（支点） 在耳轮脚下缘中点处。功能：解痉止痛。主治：肝、胆、胃、肠疾患。

(2) 膈 在外耳道口垂直向上的耳轮脚的中点处。主治：呃逆、黄疸、消化不良、皮肤瘙痒。

十四、耳垂部穴位

在耳垂正面，从屏间切迹软骨下缘至耳垂下缘画 3 条等距水平线，再在第二条水平线上引两条垂直等分线，由前向后、由上向下把耳垂分为 9 个区（参见图6－2）。耳垂部穴位见图 1－19。

(1) 升压点 在屏间切迹下方。主治：低血压、虚脱。

(2) 牙痛点 在耳垂 1 区的外下角。主治：牙痛。

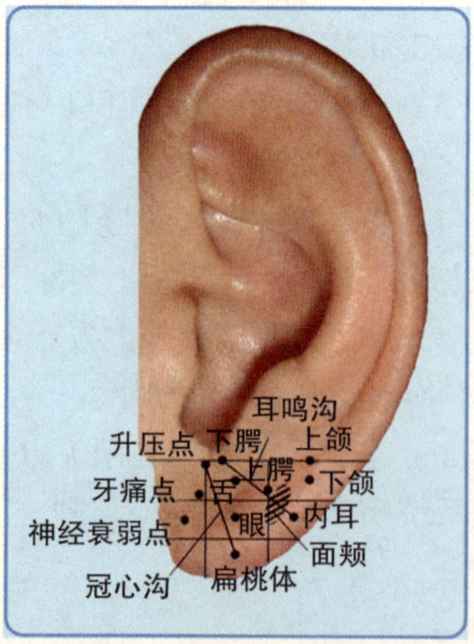

图 1－19 耳垂部穴位

（3）上颌　在耳垂3区上部横线中点。主治：上牙痛、上颌关节痛。

（4）舌　在耳垂2区中点。主治：舌炎、舌裂、舌部溃疡。

（5）下颌　在耳垂3区中点。主治：下牙痛、下颌关节炎。

（6）下腭　在耳垂2区上线中内1/3交界处。主治：口腔疾患。

（7）上腭　在耳垂2区外线下1/4与耳垂2区外线下2/4交界处。主治：口腔疾患。

（8）神经衰弱点　在耳垂4区中点。主治：失眠。

（9）眼　在耳垂区中点。主治：急性结膜炎、电光性眼炎、近视等眼病。

（10）内耳　在耳垂6区中点。主治：耳聋、耳鸣、中耳炎、失眠、眩晕。

（11）扁桃体　在耳垂8区中点。主治：喉炎、扁桃体炎。

（12）面颊　在耳垂3区、耳垂6区交界线周围。主治：三叉神经痛、口眼歪斜、痤疮等面部疾患。

（13）冠心沟　自屏间切迹下至扁桃体。主治：冠心病。

（14）耳鸣沟　自屏间切迹外侧（目2）至内耳。主治：耳鸣、耳聋。

十五、耳廓背面部穴位

耳廓背面部穴位见图1－20。

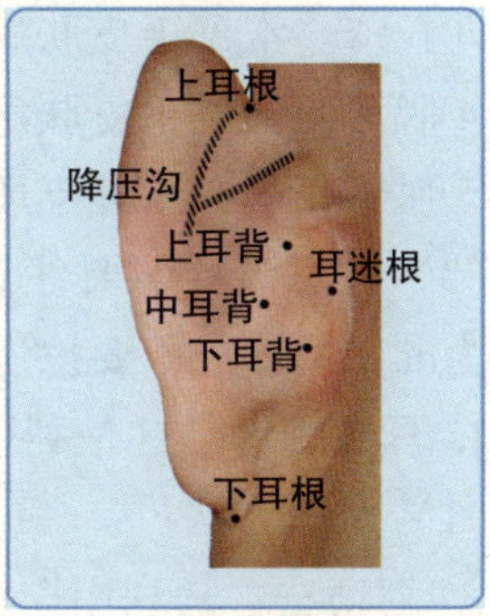

图1－20　耳廓背面部穴位

（1）上耳根　在耳根最上缘。主治：头痛、腹痛、哮喘。

（2）降压沟　在耳廓背面，由内上方斜向外下方行走的凹沟处。主治：高血压。

（3）上耳背　在耳背上方软骨隆起处。主治：皮肤病、背痛、腹胀、坐骨神经痛。

（4）下耳背　在耳背下方软骨隆起处。主治：皮肤病、背痛、咳喘。

（5）中耳背　在上耳背与下耳背之间最高处。主治：皮肤病、腹胀、腹泻、消化不良。

（6）耳迷根　在耳背与乳突交界处的耳根部。主治：胃痛、腹泻、气喘。

（7）下耳根　耳垂与面颊相交的下缘。主治：头痛、牙痛、咽喉痛、哮喘。

第三节　耳穴诊断法

耳廓作为人体整体的一个组成部分，具有反应整体全息的功能和作用。目前，耳诊的研究比较活跃，在传统视觉、触觉的基础上，还应用了一些现代科学技术手段，如耳穴探测仪、耳穴染色法等。从目前的发展水平来看，在定位诊断上可为临床提供一定的参考依据，但在定性诊断等方面尚有不足，仍在不断的探索之中。

一、耳诊方法

1. 耳穴视诊

指根据耳廓上耳穴的变色、变形（隆起、结节、凹陷、肿胀等）、丘疹、脱屑、血管充盈等阳性特征，通过目视进行诊断疾病的一种方法。

（1）视诊方法　视诊时，两眼平视，以拇指和食指牵拉耳廓对准光线，由内向外，由下向上，顺着解剖部位，分别仔细观察。发现可疑阳性反应点时，可用指从耳背顶起，使阳性反应处先绷紧，再慢慢放松，也可反复多次，以鉴别阳性反应物大小、形状、色泽等变化。当一侧耳廓发现有阳性反应点时，必须与对侧耳廓进行对比观察，以鉴别阳性反应的真伪和性质。

（2）阳性反应

①颜色：点状、片状的白色或红晕，或暗红色，或暗灰色，常见于消化系统疾病、妇科病；点状片状充血红晕多见于急性炎症。

②形态：结节状或条索状突起、凹陷，常见于肝病、结核病、肿瘤、脊柱炎、胆结石、胃下垂、慢性器质性疾病。

③丘疹：常见于皮肤病、妇科病、气管炎、胃肠病。

④脱屑：常见于皮肤病和内分泌方面的疾病。

⑤血管充盈：常见于风湿病、疼痛、运动障碍、肝炎、心脏病。

（3）注意事项　要注意个体差异及男女老幼的不同。光线要充足，以自然光线为准。视诊前不要擦洗耳廓，以免皮肤充血、变色及出现假阳性反应点。

2. 耳穴触诊　这是利用耳穴诊断常用的方法。

（1）触诊方法

① 划动法：是利用探笔在耳廓各区进行划动以寻找阳性反应的一种方法。

划动法中常见的阳性反应有如下几种。

凹陷：可触及点状、线状、片状等不同形状的凹陷，并注意观察凹陷后色泽的改变和凹陷恢复的时间，以辨虚实。色淡、色红、凹陷恢复时间慢多为虚证，色深红、凹陷恢复时间快多为实证。

水肿：划动时在耳廓相应部位上出现凹陷性水肿、水纹波动感。

隆起：多见点状、片状、条索状、条片状、圆形结节等。

② 点压法：是用一个直径约1.5mm的金属探棒或非金属探棒均匀按压耳穴，通过寻找压痛点来诊断疾病的一种方法。本法主要适用于急性炎症病变、痛症和鉴别诊断，并为治疗确定刺激部位。也可用耳穴压痛棒或毫针柄、火柴头等，在耳廓相应部位上逐一压迫检查。

（2）痛点与疾病　痛点的形成和消失与疾病的发生、发展和转归有一定的关系。在疾病发生之后，痛点即可形成；当病情发展或加重时，压痛点愈加敏感；随着病情的好转，痛点减轻以至消失。慢性病时，耳廓压痛点多不明显。

对压痛程度，常据患者的反应加以判断：皱眉（+）；眨眼（++）；躲闪（+++）；呼痛难忍、拒按压（++++）。

（3）注意事项　检查时，要用力均匀、时间相等，不要用力过重。压痛点不明显时，可嘱患者比较并找出压痛最明显的反应点。

3. 耳穴电测法（听诊法）　是根据与疾病相关的耳穴电阻较低（约20～500kΩ），与疾病无关的耳穴电阻较高（500～100000kΩ），这种电阻值的差异，设计耳穴探测仪诊断疾病的方法。

（1）探测仪的使用方法

①将探笔插入耳穴探测器插孔内。

②使用者手持探极，患者手持握柄并握紧。

③打开电源，调整电位器，一般以上耳根穴为基准，测定基础电阻。

（2）探测方法

① 全耳探测法：为初诊时常用的方法，其顺序为：三角窝→耳甲艇→耳轮→耳轮脚周围→耳甲腔→对耳屏→屏间切迹→耳屏→耳垂→对耳轮→对耳轮上脚、对耳轮下脚→耳舟。

② 重点探测法：多用于鉴别诊断，复诊时常用。当探测到某个敏感点时，就要仔细探测和这个敏感点有关、可构成诊断某疾病的其他穴，以便产生初步诊断和鉴别诊断。如探测血压时，为区分血压的高低，通常先探测降压点，后探测升压点，并比较两个点声响变化的高低。

（3）探测结果与疾病的关系

① 正常穴位：无声响，无压痛，为阴性（−）。

② 弱阳性穴位：仪器发出声响弱，声响出现时间不伴刺痛，为弱阳性（±）。

③ 阳性穴位：仪器发出的声响较弱较快，伴轻微刺痛，为阳性（+）。

④ 强阳性穴位：仪器发生声响较强较快，伴刺痛，为强阳性（++）。

一般来说，弱阳性反应提示机体相应部位上的病变反应为初起或病愈，亦可为既往史。阳性反应提示机体相应部位上的病变正在发生发展或疾病正在演变、恢复之中。强阳性反应提示机体病变的主要部位，是病情最重的部位。

（4）注意事项

① 探测时，要求压力适中，速度不快不慢，各穴位停留时间一致。

② 探测前不宜擦洗耳廓。

③ 婴儿、儿童良导点相对较少，并很少兼有刺痛，故一般出现良导点均应在诊断上予以分析。

④ 仪器灵敏度要调好，电位器应从小敏感度调到适中敏感度。

⑤ 探极大小以 1.5mm 较宜，探测时要随时调整探笔方向。

⑥ 患者手握探极要握紧，以保持良好接触。

⑦ 探测时，需行双耳探测，记录结果，进行综合分析。

近年来，耳穴染色法的研究也比较活跃，此法既可用于耳穴诊断，也可用于耳穴定位的研究，但由于需要特定的染色液，且临床上也尚未全面推广使用，故此处从略。

二、耳部信息综合分析法

本法是对通过视、触、听等各种手段获取的耳部信息进行综合分析，以提高耳穴诊断符合率的一种方法。具体可按以下程序进行。

1. 信息诊断记录整理

（1）按系统归类　拿到一份完整的耳部信息记录表时，首先对敏感穴按系统和脏腑器官进行归类，在每个系统内找出最强点，作出初步的判断。

（2）找出各系统之间的内在联系　在完成第一步后，要根据一个系统和另一系统之间的内在联系，以最强信号为中心，排除假阳性，作出初步的诊断结果。

（3）结合临床症状和病史进行最后的确诊　一般的疾病通过前面两个步骤的整理，可作出初步诊断结果。但在临床上往往会遇到一些比较难以诊断的病症，就要结合临床症状和病史进行确诊。

2. 病症分析

（1）根据藏象理论进行分析　藏象学说是中医学研究人体各脏腑、组织器官的生理活动、病理变化及其相互关系的学说。所以，藏象学说是进行综合分析的重要理论根据。例如，骨折患者在肾穴有阳性反应，胃痛患者在肝穴上有阳性反应，就可依“肾主骨”、“肝气犯胃”等理论进行分析。

（2）根据胚胎倒象学说进行分析　许多耳穴都是根据胚胎倒象学说进行定位和命名的，在分析时往往可利用这一规律。例如阳性信号位于两穴之间，按投影关系定位，仍可以准确地诊断出疾病的所在。

（3）根据现代医学理论分析　有一部分耳穴是根据现代医学理论和方法进行研究和命名的，因此，分析时必须参考现代医学的理论。例如十二指肠溃疡病在耳廓上的反应，主要以消化系统为主，强信号集中在十二指肠穴。除此之外，现代医学认为，十二指肠溃疡与大脑皮层功能紊乱有关，所以皮质下常出现信号；且由于迷走神经兴奋性增高，引起胃泌素增加，胃酸分泌过多，则交感穴、神门穴可出现较强信号；由于疼痛的放射，在肩、背、胸等穴也会出现阳性信号，所以必须进行综合分析，灵活掌握。

(4) 根据特定穴位进行分析 在耳穴中，有许多是具有特异性的穴位，往往一个穴位能代表一种病的性质，或代表一种特有的症状等。如低血压时，升压点呈阳性反应；过敏性疾病，过敏区呈阳性反应等。

(5) 根据各种疾病的诊断参考穴分析 疾病的诊断参考穴是将大量的临床病例，经过统计学处理得出的，对进行综合分析具有重要参考意义。例如，肾、肾炎点、膀胱、输尿管、腰痛点等穴位，在肾炎时出现率很高，可作为诊断肾炎的重要参考穴。

(6) 根据经络学说进行分析 利用经络与耳穴之间的关系进行分析，对排除假阳性及帮助正确判断方面有重要意义。例如睾丸有病变，往往在肝区出现一个明显的信号，这种现象不能误认为是肝脏发生了病变。

三、常见耳穴反应及诊断

常见耳穴反应及诊断意义见表1－1。

表1－1 常见耳穴反应及诊断意义

部位	穴位	诊断意义
对耳轮上脚部	跟	触及条索可诊断为跟部骨质增生
	膝	可诊断膝关节疾患
对耳轮部	腰骶	诊断相应部位脊柱病变
三角窝部	降压点	诊断高血压、低血压
	盆腔	若盆腔穴充血、电测阳性多则提示盆腔炎
	神门	诊断神经衰弱及疼痛性疾患
	肝炎点	在诊断上作为诊断肝功能有无变化的主要参考穴。若肝、肝炎点呈阳性反应，多提示肝功能不正常；若胆或胆道、肝炎点呈阳性反应，而肝穴无阳性反应多提示胆或胆道系统的疾患；若只肝炎点呈阳性反应，提示既往肝功能有不正常史
对耳屏部	额	有圆形或条索隆起，提示前头痛
	枕	枕区阳性反应并伴隆起，多提示后头痛；若伴凹陷或低平并见红晕多提示头晕
	晕点	出现条状充血红润凹陷时，多提示头晕
	神经衰弱区	呈阳性反应，触之凹陷，为神经衰弱
	睾丸（卵巢）	睾丸穴阳性反应多提示睾丸病变，伴有子宫穴、盆腔穴、肾穴、内分泌穴反应阳性，多提示阳痿
	皮质下	可用于诊断消化系统、心血管系统、神经系统病患

（续表）

部　位	穴　位	诊断意义
耳轮脚周围部	口	口区点状凹陷可诊断为缺齿；呈大片水肿肿胀，可诊断为牙龈出血
	食道	强阳性伴触痛，提示食道肿物
	胃	胃穴呈阳性反应多提示食欲不振、恶心；胃区呈白色片状隆起，多提示慢性浅表性胃炎；胃区呈片状或不规则状红润，低平或凹陷，多提示急性胃炎；如伴有血管充盈、触痛、多提示胃溃疡
	小肠	呈阳性反应多提示消化不良；呈片状隆起、水肿多提示肠功能紊乱
耳轮脚周围部	大肠	呈现低平或凹陷、伴有光泽、充血或红润，多提示为腹泻、肠炎。呈现隆起，能触及条索或条片状隆起，多提示为便秘
耳甲艇部	肾	肾穴、内分泌穴、肾炎点出现阳性反应多提示肾小球肾炎；肾穴、尿道呈阳性反应多提示肾盂肾炎
耳甲艇部	输尿管	可用于诊断泌尿系疾病
	膀胱	膀胱穴刺痛、尿道反应阳性多提示急性泌尿系感染；膀胱、尿道呈阳性反应并触及条索多提示慢性泌尿系感染
	肝	呈阳性反应多提示肝病及肝大
	胰胆	胆区刺痛明显，伴有隆起可触及条索，多提示胆囊炎；胆区刺痛明显，耳背部可触及小米粒样突起，多提示为胆石症；胆穴阳性反应伴太阳穴隆起，多提示偏头痛
	心	可诊断：①神经衰弱：心、神经衰弱区、神经衰弱点、神经系统皮质下区、神门均呈阳性反应；②心烦多梦：心区呈圆形红晕凹陷、水纹状波形；③冠心病：早期心区能触及水肿、凹陷、病程较长，心区能触及条索状或片状不平；④风湿性心脏病：心区可见大片红润、充血环、风湿线阳性反应；⑤心脏扩大：心区位置向左移位至脾胃下缘；⑥心律失常：心区呈点状米字样排列多提示为传导阻滞；⑦心动过速：心区下可触及条索
耳甲腔部	肺	可诊断：①感冒：肺、内鼻、咽喉均出现阳性反应；②哮喘：肺、支气管、平喘、过敏区出现阳性反应；③支气管扩张：支气管可触及多个条索，肺出现阳性反应；④肺结核：肺区出现点状丘疹样隆起或条索，结核点阳性反应
	气管	为诊断咽炎、气管炎参考穴
	脾	阳性提示脾虚；脾区隆起，反应点上移并触及条索，多提示脾肿大

（续表）

部位	穴位	诊断意义
耳轮部	外生殖器	为诊断外生殖器参考穴
	尿道	可用于诊断泌尿系感染；鉴别肾小球肾炎与肾盂肾炎
	直肠下段	阳性反应伴大肠穴充血红润；触之平坦多为肠炎、腹泻
耳垂部	上颌	触诊凹陷多为缺齿；压痛为牙痛
	舌	可诊断舌部疾患
	下颌	诊断牙痛
	下腭	压痛明显提示三叉神经痛
	上腭	压痛明显提示三叉神经痛
	神经衰弱点	呈阳性，触之凹陷为神经衰弱

第四节 耳针治疗操作方法

一、配穴方法

1. 按病变的相应部位选穴 如胃病选胃穴；肩关节周围炎选肩穴；阑尾炎选阑尾穴。这样以相应部位为主取穴，再以其他穴位协同，才能提高耳针效果。

2. 按中医理论选穴 如耳鸣选肾穴，因“肾开窍于耳”；目疾选肝穴，因“肝开窍于目”；失眠选心穴，因“心主神”，失眠多与心神不宁有关；皮肤病选肺穴，因“肺主皮毛”。

3. 按现代医学知识选穴 如高血压选降压沟穴；心律失常选心穴；月经不调选角窝中穴；消化道溃疡选皮质下、交感两穴，因该病的发生与精神因素有关。

4. 依穴位功能取穴 耳针各穴都有其功能主治，故还可根据穴位功能取穴。如神门是止痛要穴，疼痛疾患除取相应部位外，可取神门穴；枕穴是止晕要穴，头昏、头晕皆可取；耳尖穴放血有退热、降压、镇静、抗过敏、清脑明目的作用，故头昏、健忘、发热、高血压、过敏性疾患可用耳尖穴放血。

5. 根据临床经验取穴 在耳针的临床实践中，发现了许多经验效穴，应适当应用，以提高耳针治疗效果。如神门穴、枕穴二穴都具有镇静、镇痛、安眠作用，主要是抑制作用，故在治疗肝炎、肝炎后综合征、胃肠功能紊乱等疾病时，勿用神门穴、枕穴，以避免对胃肠功能活动起到抑制作用，从而造成腹胀、胁肋胀满等症状加重。这时，应选择疏肝健脾、理气消胀的穴位，如肝穴、脾穴、三焦穴、艇中穴、皮质下穴等。当肝胃不和，又伴失眠多梦时，应以疏肝和胃为主，中医学认为“胃不和则卧不安”，如果先治疗失眠多梦或两症兼治，均不能收到预期的效果。

二、操作方法

1. 定穴 根据疾病的诊断确定处方。一方面通过耳诊寻找刺激点，另一方面根据耳穴功能取穴。

2. 消毒 使用耳针，必须严格消毒。消毒包含两个方面，一是针具的消毒，另外是皮肤消毒。耳穴皮肤消毒先用2%碘酒消毒，再用75%乙醇消毒并脱碘。如不严格消毒，感染后容易引起耳骨膜炎，造成不良后果。

3. 治疗方法 这里介绍16种方法。

（1）毫针刺法 应用毫针针刺耳穴。进针时，术者用左手拇指、示指二指固定耳廓，中指托着针刺部的耳背，这样既可掌握针刺的深度，又可减轻针刺的疼痛。然后用右手拇指、示指、中指持针，在有压痕的耳穴或敏感处进针。进针法可分速刺法和慢刺法。刺激的强度和手法应视患者的病情、诊断、体质和耐痛度等综合决定。针刺的深度也应根据患者耳廓局部的厚薄而灵活掌握，一般刺入皮肤约1mm即可。刺入耳廓后，如局部感应强烈，患者症状即刻有所减轻；若局部无针感，应调整毫针针尖方向。留针时间一般为20～30分钟，慢性病、疼痛性疾病留针时间可适当延长。儿童、老年人、体弱者不宜久留。起针时，左手托住耳背，右手起针，并用消毒干棉球压迫针眼，以免出血。

（2）电针 电针法是将毫针法与脉冲电流刺激相结合的一种方法。利用不同波形的脉冲刺激以强化针刺耳穴的调节功能，达到增强疗效的目的。凡适宜耳针治疗的疾病均可应用，临床上常适用于治疗一些神经系统疾病、内脏痉挛痛、哮喘等，还可应用于耳针麻醉。

（3）埋针 是将皮内针埋于耳穴内治疗疾病的一种方法。此法适用于一些慢性疼痛，可起到持续刺激、巩固疗效或防止复发的功能。

使用时，消毒局部皮肤，左手固定耳廓，绷紧埋针处皮肤，右手用镊子夹住消毒的皮内针柄，轻轻刺入所选穴位皮内，一般刺入针体的2/3，再用胶布固定。一般仅埋患侧单耳，必要时可埋双耳。每日自行按压3次，留针3～5天。

如果埋针处疼痛较为剧烈，以致影响睡眠时，应适当调整针尖方向或深浅度。埋针处不宜淋湿浸泡，夏季埋针时间不宜过长，以免感染；局部有胀痛还应及时检查。如果针眼处皮肤红肿有炎症或冻疮则不宜埋针。

（4）压籽法 是在耳穴表面贴敷小颗粒状药物的一种简易刺激方法。

耳穴贴敷压籽法治疗一些病症，不仅能收到毫针、埋针同样的疗效，而且安全无痛、副作用少、不易感染。适用于老年人、儿童及惧痛的患者。压籽法能起到持续刺激的作用，患者可以定时或不定时地在贴敷处按压以加强刺激，对于一些老年慢性支气管炎、高血压病、胆石症、遗尿症等慢性病更为适用。

压籽法所用材料可就地取材，如油菜籽、小米、莱菔子、王不留行等，以王不留行为最好。应用时，将王不留行贴在小方块胶布中央，然后贴敷于耳穴上，每天患者可自行按压数次，3～5天复诊时，酌情增减或更换穴位。

使用中应防止胶布潮湿或污染，以免引起皮肤炎症。个别患者可能对胶布过敏，局部出现红色粟粒样丘疹并伴有痒感，可加用下屏尖穴或改用毫针法治疗。孕妇可用压籽法。

（5）温灸法　是用温热刺激作用于耳廓以治疗疾病的一种方法，有温经散寒、疏通经络的作用，本法多用于虚证、寒证、痹痛等。

（6）刺血法　是用三棱针在耳穴处放血的一种治疗方法。凡属血瘀不散所致的疼痛，邪热炽盛所致的高热抽搐，肝阳上亢所致的头昏目眩、结膜红肿疼痛等症，均可采用刺血法。刺血前必须按摩耳廓使其充血，严格消毒，隔日1次，急性病可一日2次。

（7）耳穴药物注射法　耳穴药物注射法又称为水针法，是用微量药物注入耳穴，通过针刺及药物作用，以治疗疾病的方法。

（8）梅花针法　是用耳梅花针或耳毫针点刺耳穴治疗疾病的方法，具有疏通经络、调节脏腑功能的作用。

（9）割耳敷药法　是用刀片在耳穴上划破皮肤后敷药的一种方法，具有镇静、止痛、止痒、脱敏等作用。

（10）耳穴贴膏法　是用有刺激性的药膏贴在耳穴上的一种治疗方法，适应于气管炎、胃疼、头疼、哮喘、冠心病、腰腿疼、四肢关节痛、高血压病。

（11）耳穴综合疗法　是把按摩、割耳、放血、针刺和注射疗法结合应用的方法。

（12）放射性同位素疗法　是应用不同的放射性同位素，贴敷耳穴或进行耳穴注射的方法。

（13）磁疗法　是用磁场作用于耳穴，治疗疾病的一种方法。分为直接贴敷法、间接贴敷法、埋针加磁法、磁电法、磁泥疗法等。在使用此法过程中，会发现不良反应，但绝大多数患者会自行消失，少数须摘下，去掉刺激，不良反应即可消失。

（14）光针法　是用激光作用于耳穴，以治疗疾病的方法。它以激光对人体组织的刺激作用和热作用，用来代替古典针刺机械刺激，以提高疗效。

（15）耳夹法　是用耳夹作用于耳穴，以治疗疾病的方法。本法的优点是患者自己操作，可作为耳针治疗后巩固疗效，对扁桃体炎、结膜炎、头痛、胃痛疗效较好。

（16）按摩法　是在耳部不同部位用双手进行按摩、提捏的一种治疗方法。分全耳按摩、摩耳轮、提拉耳垂诸法。

三、注意事项

（1）严格消毒，防止感染。

（2）外耳患有溃疡、湿疹、冻疮破溃诸症时，暂不宜针刺。

（3）有习惯性流产的孕妇禁用耳针。孕妇怀孕 40 天至 3 个月不宜针刺。5 个月后需治疗者，可轻刺激，但不宜用子宫穴、腹穴、卵巢穴、内分泌穴等穴。

（4）严重心脏患者不宜使用耳针，更不宜采用强刺激。年老体弱、严重贫血、过度疲劳等情况，耳针慎用或暂不用。

（5）耳廓部针刺比较疼痛，须患者配合接受耳针治疗，并要防止晕针。

（6）如用毫针、电针治疗，一般隔天 1 次；用激光照射耳穴，每天 1 次；用埋籽、压磁法则每隔 5～7 天 1 次。根据临床体会，耳穴轮流选用，同一个耳穴无论用哪一种刺激方法治疗，治疗次数均以 5～10 次为宜。几种方法可单独使用，也可配合使用。

第二章　内科疾病耳针疗法

第一节　感　　冒

感冒又称伤风，是由多种病毒引起的上呼吸道感染性疾病，男女老幼均可感染，一年四季均可发生，但在气候变化多端，冷热交替的秋冬之际和冬春之际发病最多。属中医学的“伤风”、“感冒”范畴，其病因病机为外感风邪，伤及肺卫所致。中医学将感冒分为风寒感冒、风热感冒和暑湿感冒三种。

【临床表现】

感冒均有恶寒、发热、头痛、鼻塞、流涕、倦怠无力、咽痛、咳嗽等症状。风寒型：恶寒重、发热轻、鼻塞流清涕、打喷嚏、咽痒、无汗头痛、四肢酸痛、乏力；风热型则恶寒轻、发热重、微恶风、咽红肿疼痛、出汗、口干、咳嗽、痰黏难咯；暑湿型常有头晕、头胀如裹、胸闷、纳差、恶心、呕吐、腹泻、肢体沉倦无力等症。

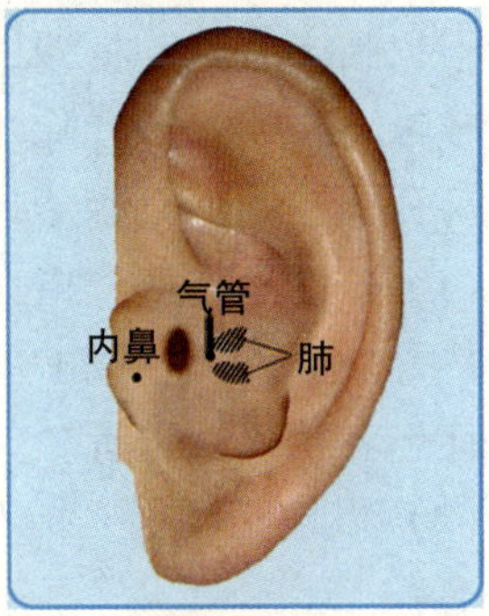

图 2－1　感冒主穴

【耳穴诊断】

（1）视诊　气管、肺、咽喉穴呈点状或片状红晕，血管充盈。

（2）触诊　肺、气管穴压痛明显。

（3）电测　肺、咽喉、内鼻、气管均呈阳性反应。

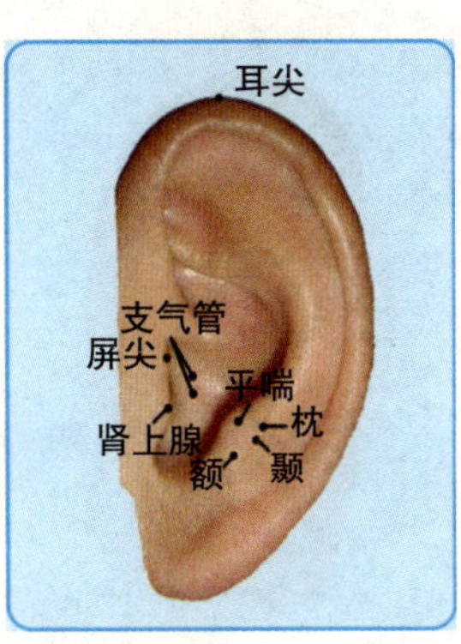

图 2－2　感冒配穴

【耳穴治疗】

（1）取穴（图 2－1、图 2－2）　肺、内鼻、气管、咽喉。发烧配耳尖穴、屏尖穴、肾上腺穴放血；前头痛配额穴；偏头痛配颞穴；后头痛取枕穴；咳嗽配气管穴、支气管穴、平喘穴。

（2）治法　常规消毒耳廓皮肤后，将粘有王不留行的胶布贴在耳穴上，采用双侧耳穴贴压，均保留 2 天，3 次为一疗程，嘱患者用手指轻按压至耳部发热力度。

第二节　慢性支气管炎

慢性支气管炎是由于感染或非感染因素引起气管、支气管黏膜及其周围组织的慢性非特异性炎症。其病理特点是支气管腺体增生、黏液分泌增多。临床出现有连续2年以上，每持续3个月以上的咳嗽、咳痰或气喘等症状。早期症状轻微，多在冬季发作，春暖后缓解；晚期炎症加重，症状常年存在，不分季节。疾病进展又可并发阻塞性肺气肿、肺源性心脏病，严重影响劳动力和健康。

【临床表现】

诊断主要依靠病史和症状。在排除其他心、肺疾患（如肺结核、尘肺、支气管哮喘、支气管扩张、肺癌、心脏病、心功能不全等）后，临床上凡有慢性或反复的咳嗽、咯痰或伴喘息，每年发病至少持续3个月，并连续2年或以上者，诊断即可成立。如每年发病持续不足3个月，而有明确的客观检查依据（如X线、肺功能等）亦可诊断。

根据临床表现，将慢性支气管炎分为单纯型与喘息型两型。前者主要表现为反复咳嗽、咯痰；后者除咳嗽、咯痰外尚有喘息症状，并伴有哮鸣音。根据病程经过可分为三期，以使治疗有所侧重。

（1）急性发作期　指在1周内出现脓性或黏液脓性痰，痰量明显增加，或伴有发热等炎症表现，或1周内“咳”、“痰”或“喘”任何一项症状显著加剧，或重症患者明显加重者。

（2）慢性迁延期　指有不同程度的“咳”、“痰”、“喘”症状，迁延到1个月以上者。

（3）临床缓解期　经治疗或自然缓解，症状基本消失或偶有轻微咳嗽和少量痰液，保持2个月以上者。

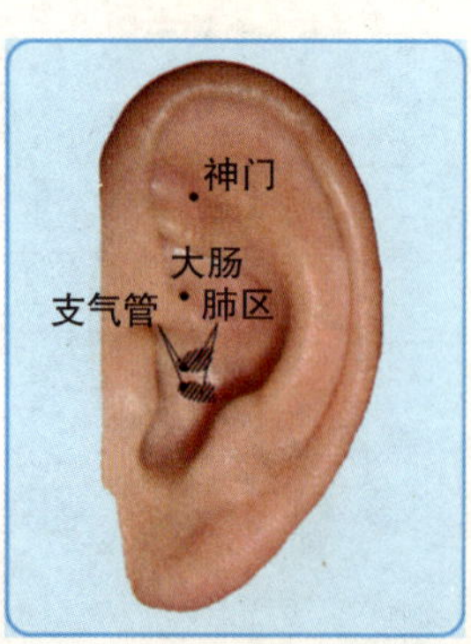

图2－3　慢性支气管炎取穴

【耳穴诊断】

（1）视诊　气管区，支气管区白色隆起，少数有白色丘疹，无光泽。

（2）触诊　气管区，支气管区白色隆起及条索状变形，触痛不明显。

（3）电诊　气管穴，支气管穴呈阳性反应。

【耳穴治疗】

（1）取穴　如图2－3示肺、支气管、大肠、神门。

（2）治法　主穴取2～3穴，酌加配穴。探得敏感点或阳性反应物后，用5分普通毫针快速刺入，得气后，行捻转手法，中强度刺激，约持续0.5～1分钟。在运用手法的过程中，令患者适量活动患肩。疼痛较剧烈者，肩或肩关节穴用三棱针点刺出血数滴。毫针刺每日1次，刺血隔2～3日1次。

第三节　支气管哮喘

哮喘，又称气喘，是一种呼吸道疾病，属于慢性疾病。当人呼吸的时候，空气便经过支气管出肺部。支气管好像树枝一样，由大支气管分支为小支气管，在最小的支气管末梢，就是空气囊，在这里空气中的氧被人体吸收以维生，同时把二氧化碳排出体外。

【临床表现】

有些哮喘患者会有慢性呼吸困难。其他患者由于接触一定数量的过敏原，会出现断断续续的病症，包括上呼吸道感染。哮喘发作时呼吸困难并带有喘气。虽然后者经常被认为是哮喘特有症状，但一些患者主要有咳嗽及在晚期，连喘气声也不能听见。当咳嗽时可能会有痰。但严重病发时会来得很突然，胸口收缩感觉痛楚，呼吸变得困难，并且喘气。

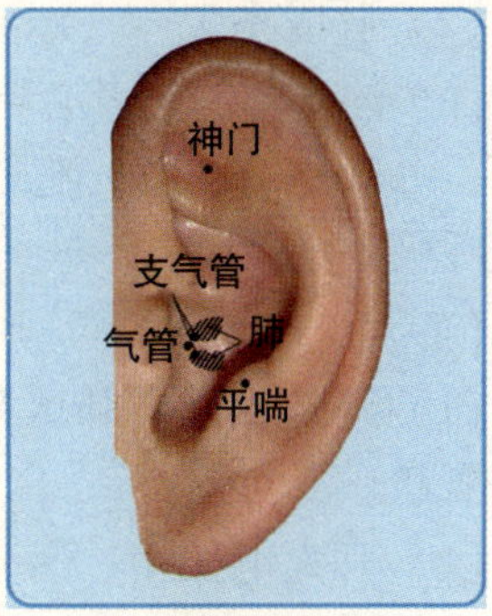

图2－4　支气管哮喘主穴

【耳穴诊断】

气管、支气管探测呈阳性反应，触痛敏感。

【耳穴治疗】

（1）取穴（图2－4、图2－5）　主穴取气管、支气管、平喘、神门、肺，配穴取枕、内分泌、脾、大肠、肾。

（2）治疗　取交感、胸、心血管系统皮质下，三穴在耳廓上形成三角形，此三角为胸三角，是开胸顺气之要穴，治疗胸闷、气短最有效之穴位。交感穴和肾上腺穴均有明显缓解平滑肌痉挛的作用，两穴是治疗支气管哮喘要穴。耳尖放血具有抗过敏、抗感染、镇静的作用，哮喘发作时应在耳尖放血5～10滴。

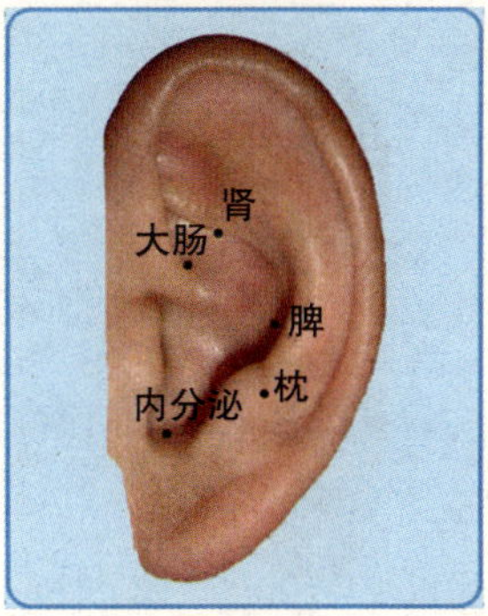

图2－5　支气管哮喘取穴

第四节 肺结核

本病是以咳嗽、咯血、潮热、盗汗、身体消瘦为主要特征的传染性、慢性、消耗性疾患。中医学称其为“肺痨”、“痨瘵”、“尸注”、“鬼注”，相当于西医的肺结核，多因体质虚弱、气血不足、痨虫传染所致。初起病变主要在肺，久之则累及脾肾，甚则传遍五脏。肺痨病因分内、外因两方面：内因是素体虚弱，或酒色劳倦，起居不慎，耗伤气血津液，导致气血虚弱，阴精耗损；外因是感受病者之气，痨虫乘虚而入，发为肺痨。在整个疾病演变过程中表现为气阴亏耗、阴虚火旺、阴阳两虚等正虚证候。在治法上强调补虚培元、扶正杀虫的整体疗法。调补脏器时，应注重肺、脾、肾三脏。

【临床表现】

（1）全身症状　全身毒性症状表现为午后低热、乏力、食欲减退、体重减轻、盗汗等。当肺部病灶急剧进展播散时，可有高热，妇女可有月经失调或闭经。

（2）呼吸系统　一般有干咳或只有少量黏液。伴继发感染时，痰呈黏液性或脓性。约1/3的患者有不同程度的咯血。当炎症波及壁层胸膜时，相应胸壁有刺痛，一般并不剧烈，随呼吸和咳嗽而加重。慢性重症肺结核，呼吸功能减慢，出现呼吸困难。

【耳穴诊断】

（1）耳部视诊　肺区呈红色，油润有光泽。病变范围大则呈片状，范围小则呈点状。

（2）耳穴电探测　活动期：肺区呈点状或丘疹充血，有光泽；钙化期：呈针尖样凹陷，一至数个。

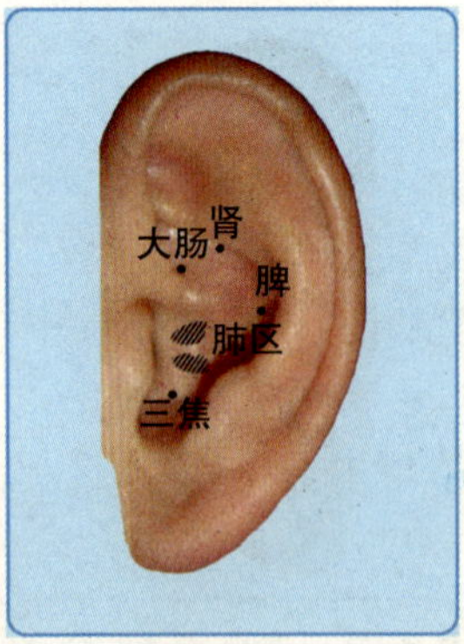

图2－6　肺结核耳穴按摩取穴

【耳穴治疗】

（1）耳穴按摩法

①取穴（图2－6）：肺区、肾、大肠、脾、三焦等穴区。

②治法：耳廓常规消毒后，按操作常规进行全耳按摩法，重点揉按上述穴位区，用手摩耳轮法。每次30分钟，每日1次，10次为一疗程。

（2）耳穴压迫法

①取穴（图2－7）：肺区敏感点、肾、心、内分泌、大肠、神门。

②治法：每次取一侧耳穴，双耳交替使用。

耳廓常规消毒后，按操作常规，将王不留行1粒贴在胶布中心，依次贴压在所选穴位上，边贴边按压，直至出现胀痛感，耳廓灼热感为止，嘱患者每日自行按压3~5次。隔2~3天换贴1次，10次为一疗程。

（3）耳穴药物注射法

①取穴（图2-8）：肺、心、肾、胰胆、肝、脾、胃、食道、膀胱。

②药物：0.25%普鲁卡因溶液0.1ml，加链霉素0.01g。

③治法：在耳区反应点，用感应电流诊断仪在耳甲腔寻找出肺疾反应点。耳廓常规消毒后，用23号针头（将针头改成弯曲适应耳形）抽吸上述药液，注入反应区皮下，局部隆起一丘疹大肿疱。两侧耳穴同时取，每日1次。

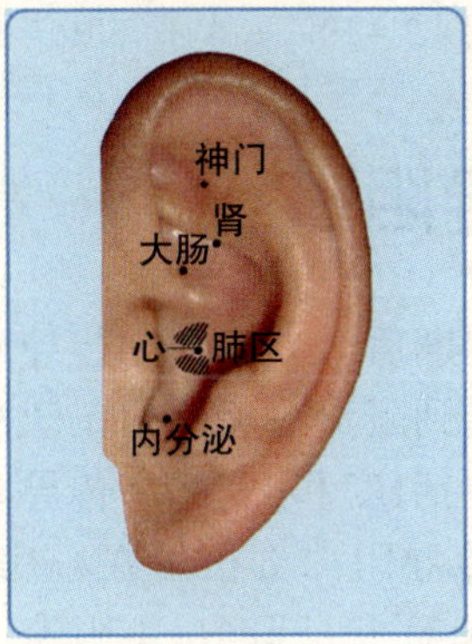

图2-7 肺结核耳穴压迫取穴

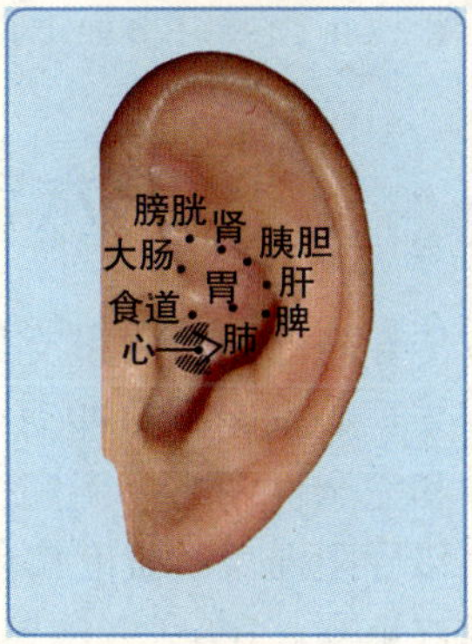

图2-8 肺结核耳穴药物注射取穴

第五节 心律不齐

心律不齐是指心脏不在正常范围内的跳动。心率在160~220次/分，常称为阵发性心动过速。心率低于60次/分者（一般在40次/分以上），称为窦性心动过缓。心率低于40次/分，应考虑有房室传导阻滞。心率过快超过160次/分，或低于40次/分，大多见于心脏病患者，患者常有心悸、胸闷、心前区不适等症状。

【临床表现】

（1）窦性心动过缓如心率不低于50次/分，一般无症状。

（2）如心率低于40次/分时常可引起心绞痛、心功能不全或晕厥等症状。心电图显示窦性P波，P波速率低于60次/分，PR间期大于0.12秒。

【耳穴诊断】

电测 心、心脏、小肠、皮质下穴呈阳性反应。

【耳穴治疗】

（1）取穴（图2-9、图2-10） 神门、内分泌、小肠、心、皮质下。

（2）治法 每次取一侧耳穴，左右耳交替针刺。

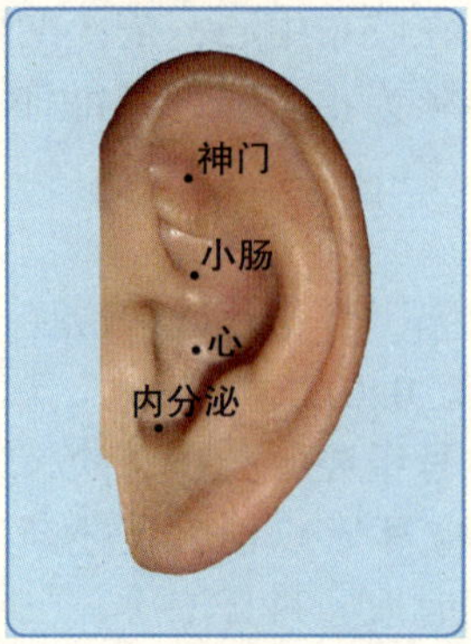

图2－9　心率不齐取穴1

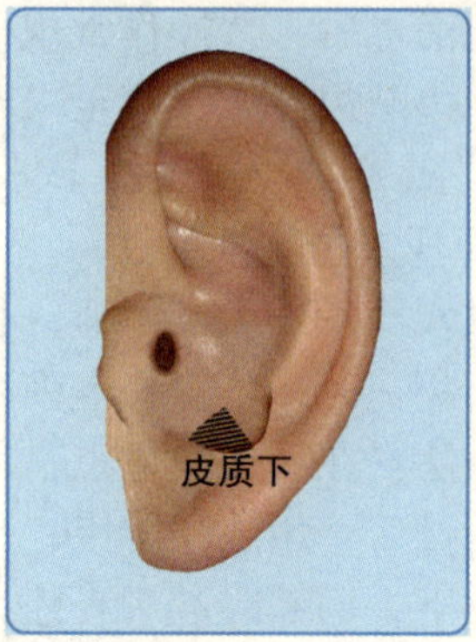

图2－10　心率不齐取穴2

第六节　房室传导阻滞

房室传导阻滞是指房室交界区脱离了生理不应期后，心房冲动传导延迟或速度不能传导至心室，导致冲动在房室传导过程中受到阻滞，又称房室阻滞。分为不完全性和完全性两类：不完全性房室传导阻滞包括Ⅰ度和Ⅱ度房室传导阻滞；完全性房室传导阻滞又称Ⅲ度房室传导阻滞，房室传导阻滞部位可在心房房室结、希氏束及双束支。Ⅰ度房室传导阻滞患者通常无所有症状；Ⅱ度房室阻滞可引起心悸与心搏脱漏；Ⅲ度房室阻滞的症状取决于心室率的快慢与伴随病变症状。

【临床表现】

（1）Ⅰ度房室传导阻滞多无明显症状和体征，仅第一心音低钝。

（2）Ⅱ度房室传导阻滞临床症状与心室率快慢有关，心室脱漏较少时，患者可无症状或仅有心悸，如心室脱漏频繁而致心排量明显减少时，患者可有乏力、头晕、胸闷、心绞痛，甚至心源性昏厥。体检发现脉搏有脱漏。

（3）Ⅲ度房室传导阻滞的症状取决于心室率及原有心脏功能。常出现头晕、乏力、心悸、胸闷，严重者可有心源性昏厥、心绞痛或心力衰竭。体征有心率慢而有规则，第一心音强弱不等，有时特别响亮（呈现大炮音）。患者可有收缩压增高、脉压大，甚至有水冲脉。

【耳穴诊断】

视诊　心区成米黄色或黄褐色针尖大小的丘疹，呈“米“字形排列，多为完全传导阻滞；呈“半”字形排列多为不完全性传导阻滞。

【耳穴治疗】

（1）取穴（图2－11、图2－12）　主穴取心、小肠、皮质下，配穴取心脏点、交感、神门。

（2）治法　每次一侧耳穴，左右耳交替针刺。

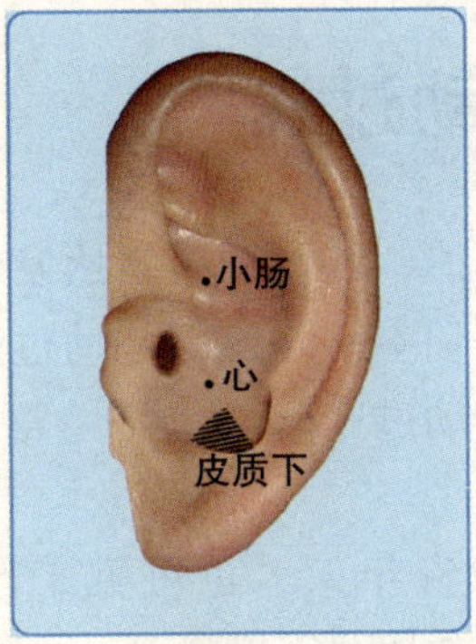

图 2－11 房室传导阻滞取穴 1

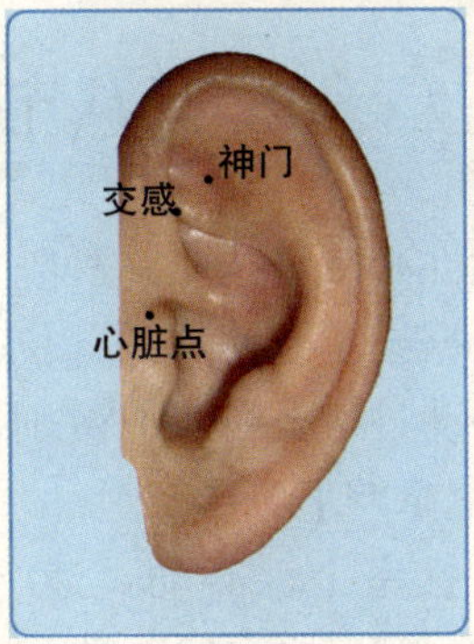

图 2－12 房室传导阻滞取穴 2

第七节 冠心病

冠心病是由于冠状动脉功能性改变或器质性病变引起的冠状血流和心肌需求之间不平衡而导致的心肌损害。

【临床表现】

其主要临床表现为心前区常发生疼痛或压榨感，疼痛可向左肩或左上肢前内侧放射，多伴有面色苍白、胸闷憋气、呼吸困难等症状，一般历时 1 ~ 5 分钟，休息或含服硝酸甘油可迅速缓解。

【耳穴诊断】

（1）触诊 以左耳心区为主。凹陷性水肿，水纹波动感，呈条索或条片状隆起，有刺痛感。

（2）电测 心区、皮质下穴呈阳性反应。

【耳穴治疗】

（1）取穴（图 2－13、图 2－14） 主穴取心、小肠、皮质下、交感，配穴取胸、肝、心脏点。

（2）治法 每次一侧耳穴，左右耳交替针刺。

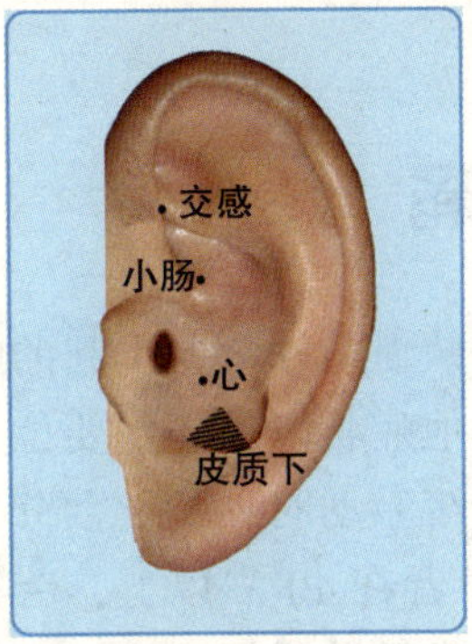

图 2－13 冠心病主穴

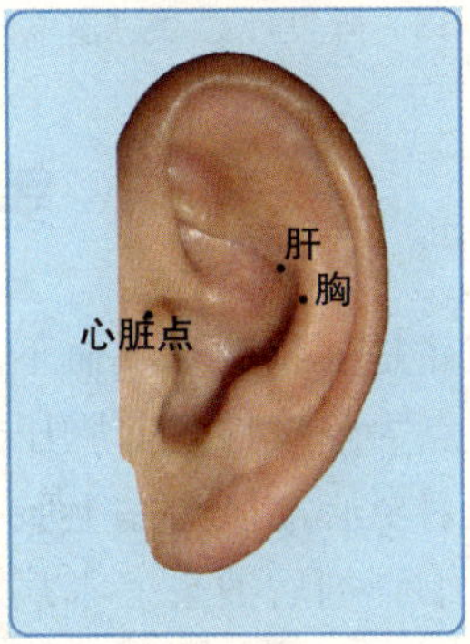

图 2－14 冠心病配穴

第八节　阵发性心动过速

阵发性心动过速是一种阵发性过速而整齐的心律，其特征是突然发作和突然停止。根据异位起搏点的部位，可分为房性、结性和室性阵发性心动过速。房性与结性心动过速有时难以区别，常统称为室上性心动过速。

【临床表现】

阵发性室上性心动过速，常见于无心脏病的青年人，也可见于风湿性心脏病、甲状腺功能亢进性心脏病、冠心病、高血压性心脏病、预激症候群等。发作时有心悸、心前区不适、憋闷或心绞痛、眩晕，心率在200次/分以下，发作持续时间较短，压迫颈动脉窦可使心率立即恢复正常，如心脏有器质性病变，心率超过200次/分且持续时间长，导致血压下降，脑供血不足，头晕眼花、恶心呕吐、心绞痛、休克，昏厥者可发生猝死。

【耳穴诊断】

视诊耳垂部位从升压点至扁桃体呈现皮肤皱褶加深，电测时心区触诊及视诊有阳性反应。

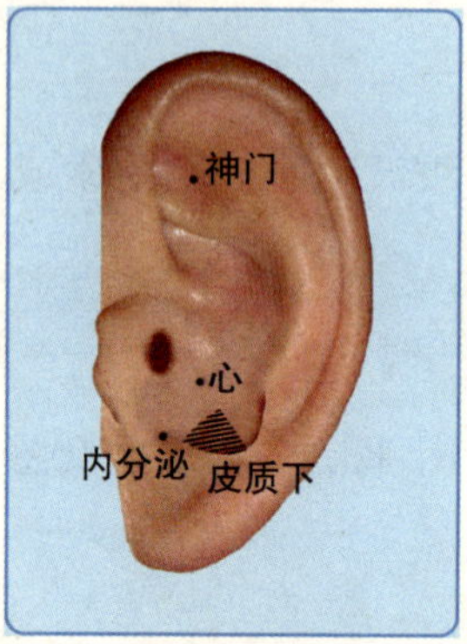

图2－15　阵发性心动过速取穴

【耳穴治疗】

（1）取穴（图2－15）　心、神门、内分泌、皮质下。

（2）治法　一般心律失常均取主穴3～4个，酌加1～2个配穴。中强刺激，留针1小时。如为阵发性心动过速，取耳中为主穴，配主穴2～3个，留针0.5～1小时；心房颤动取心脏点为主穴，加配2～3个其他穴位，留针30分钟，手法应轻，以防晕针。留针期间，均宜行针2～3次。每日治疗1次，重者日可2次。

第九节　心绞痛

心绞痛是冠状动脉供血不足，心肌急剧、暂时缺血与缺氧所引起的临床综合征。其特点为阵发性的前胸压榨性疼痛，可伴有其他症状，疼痛主要位于胸骨后部，可放射至心前区与左上肢，常发生于劳动或情绪激动时，持续数分钟，休息或用硝酸酯制剂后消失。本病多见于男性，多数患者在40岁以上，劳累、情绪激动、饱食、受寒、阴雨天气、急性循环衰竭等为常见的诱因。

【临床表现】

突然发作胸骨后疼痛，可放射至心前区与左上肢，前胸压榨感。不典型的发作，疼痛可在上腹部、颈、咽、下颌或背部，并可伴有消化道症状。疼痛性质可为缩窄性、窒息性或严重的压迫感。严重时，伴有盗汗、面色苍白，常迫使患者停止活动，发作时间短暂，多为1～5分钟，很少有超过10分钟的。常于劳累、兴奋激动、受寒和饱餐后发生。

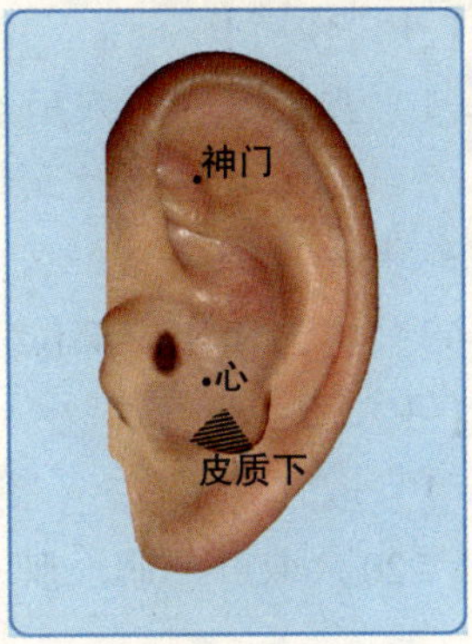

图2－16　心绞痛取穴1

【耳穴诊断】

（1）视诊　心区呈片状红晕、凹陷、血管扩张。

（2）触诊　心区刺痛，触及条索。

（3）电测　心区、心血管系统、皮质下呈阳性反应。

【耳穴治疗】

（1）耳穴取穴治疗1（图2－16）　心、皮质下、神门穴，强刺激，留针10～15分钟。

（2）耳穴取穴治疗2（图2－17）　心、小肠、交感、神门、内分泌，毫针刺，中等刺激强度。

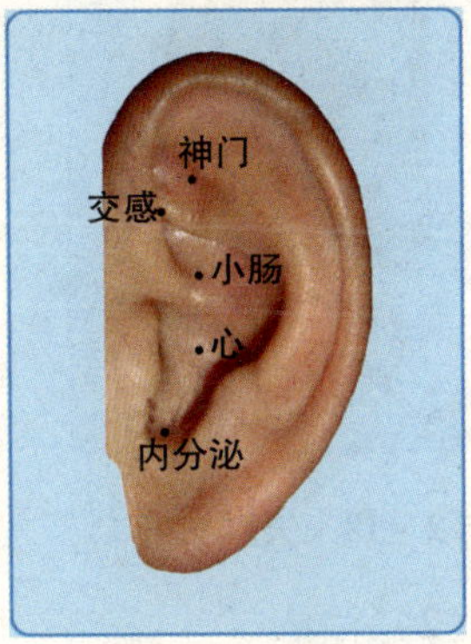

图2－17　心绞痛取穴2

第十节　失　　眠

西医学认为失眠是由于紧张以及焦虑因子升高（由于各种环境因素导致人们焦虑、紧张）引起的。严重时可出现定向障碍或共济失调，并可能出现幻觉、妄想等严重者精神障碍。连续失眠还会使人白天精神萎靡或不能保持旺盛的精力，进而影响其社会功能。

【临床表现】

入睡困难，时睡时醒，睡眠程度不深，处在似睡非睡的状态，并经常做恶梦，早晨醒来后感觉非常疲倦、无精打采；或入睡并不困难，但睡眠持续时间短，经常到后半夜就醒，醒后难再入睡。病情严重者彻夜不眠。患者常伴有头晕脑胀、头痛、四肢乏力、精神萎靡不振、多梦、心悸胸闷、食欲不佳、手足发冷、记忆力减退、注意力不集中、烦躁易怒等。

【耳穴诊断】

（1）视诊　神门穴呈点状白色或暗红色反应，枕穴可呈点片状红晕反应。

（2）触诊　触颈及颈椎下缘软骨向下延伸至枕穴区，触之似条片状软骨增生质稍硬。

（3）电测　相应部位呈阳性（严重失眠导致神经衰弱，呈阳性）。

【耳穴治疗】

（1）取穴　主穴（图 2－18、图 2－19）取神门、枕穴、皮质下；配穴（图 2－20）取肝、胆、脾、胃、肾、心。

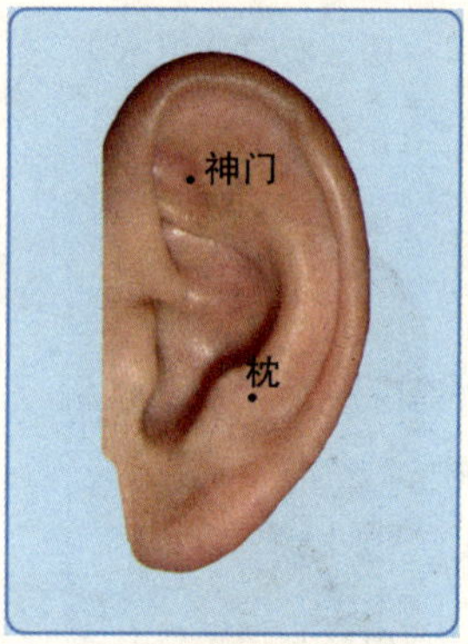

图 2－18　失眠主穴 1

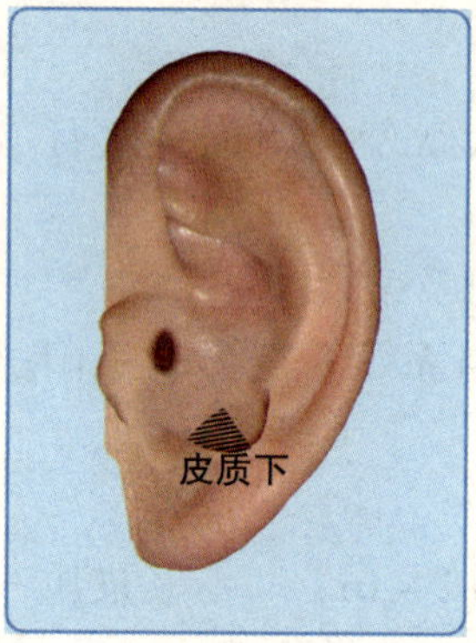

图 2－19　失眠主穴 2

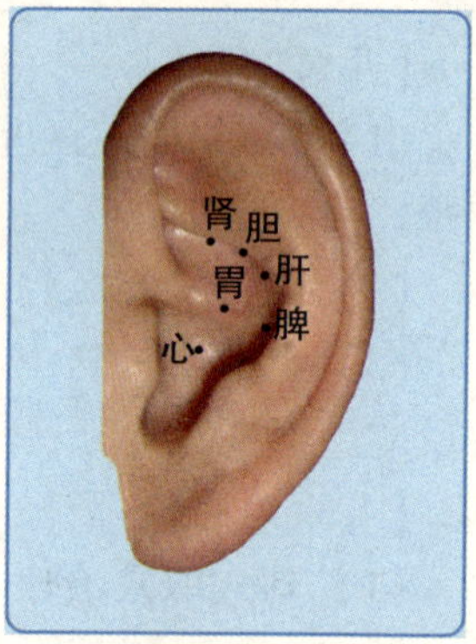

图 2－20　失眠配穴

（2）治法

①埋针法：可双耳同时治疗，也可左右耳交替治疗。耳部常规下消毒后可用皮内针埋治，每周更换 2～3 次。

②耳穴压丸法：王不留行贴豆法、磁珠贴敷法（10 次为一疗程，休息 3 天，再进行下一疗程）。

③耳穴电针法：在神门穴处用 30 号 1.5 寸毫针刺入穴内，虚则补、实则泻的方法，行针后加 G6805 电针适当刺激，留针 30 分钟，午后治疗，每日 1 次，10 次为一疗程。

④耳穴割治疗法：割治前皮肤常规消毒，用消毒好的最小号刀片或菱形接种刀，在耳穴刺破约 1mm 深，将割治膏点在耳穴上，用小胶布贴敷上，1～2 天后有温热感，隔日治疗 1 次，6 次为一疗程。

第十一节　眩　晕

眩晕是指视物昏花旋转，如坐舟车之状，严重者张目即觉天旋地转，不能站立，甚或扑倒，伴有呕恶欲吐等现象。

【临床表现】

(1) 风火上扰型　头晕胀痛，烦躁易怒，怒则晕痛加重，少寐多梦，口干口苦，舌红苔黄，脉象弦数。

(2) 阴虚阳亢型　头晕，目涩，心烦失眠，多梦，或有盗汗，手足心热口干，舌红少苔或无苔，脉细数或细弦。

(3) 心脾血虚型　头晕眼花，劳心太过则加重，心悸神疲，气短乏力，失眠，纳少，面色不华，唇舌色淡，脉象细弱。

(4) 中气不足型　眩晕，喜卧，站立加重，劳力太过可致发病，倦怠懒言，少气无力，自汗，纳减便溏，舌淡脉细。

(5) 肾精不足型　头晕耳鸣，精神萎靡，记忆减退，目花，腰膝酸软，遗精阳萎，舌瘦淡红，脉象沉细，尺部细弱。

(6) 痰浊中阻型　眩晕头重，胸膈满闷，恶心呕吐，不思饮食，肢体沉重，或嗜睡，舌苔白腻，脉象濡滑，或弦滑。

【耳穴诊断】

(1) 视诊　晕点呈条片状凹陷，可见充血红润。

(2) 触诊　晕点凹陷，枕区可触及波动。

(3) 电测　晕点呈阳性反应。

【耳穴治疗】

(1) 王不留行耳压法

①取穴：主穴（图2-21）取晕点、眼。配穴（图2-22、图2-23）：高血压患者，加神门、降压点或降压沟（即耳背沟）；低血压患者，加脾、升压点；神经衰弱者，加神经衰弱点、神经衰弱区、神门；颈椎患者，加颈椎、颈；耳鸣者，加内耳、三焦、耳鸣沟；恶心或呕吐者，加胃、膈、贲门、三焦。

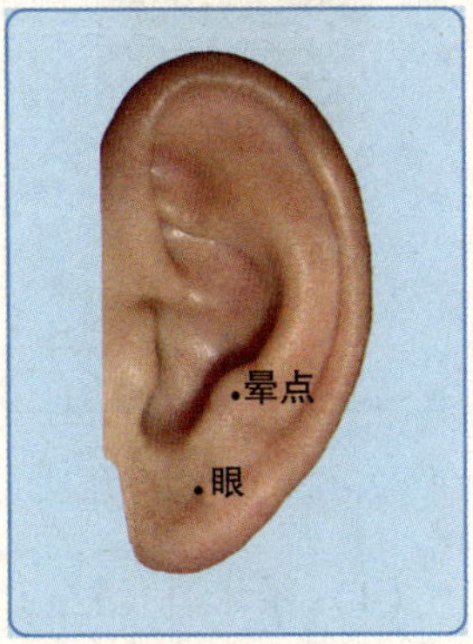

图2-21　眩晕主穴

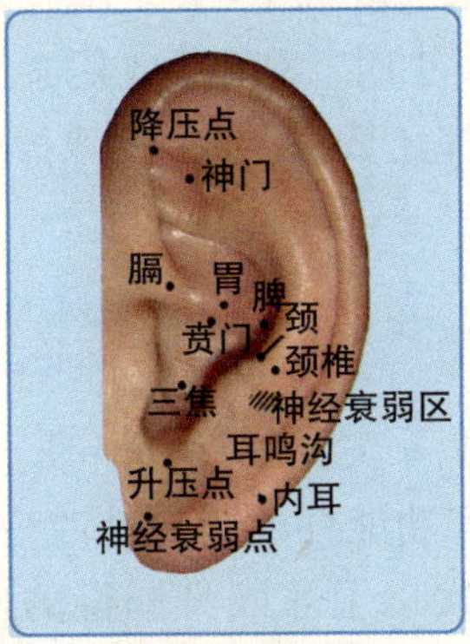

图2-22　眩晕配穴1

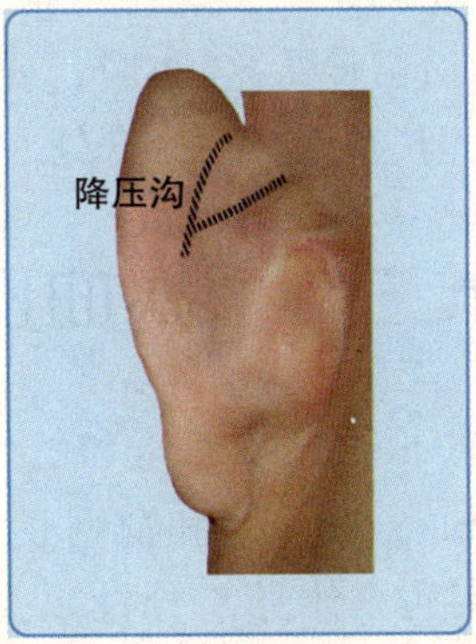

图2-23　眩晕配穴2

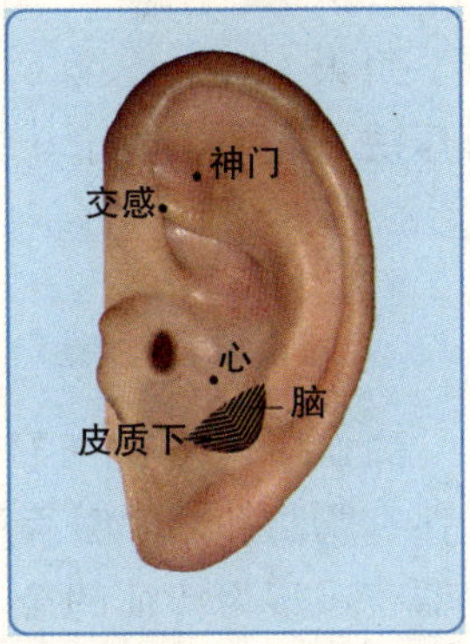

图2-24　冰片耳压法

②治法：将王不留行用胶布贴压穴处。高血压和神经官能症者，3～7天更换，其他患者2天更换，每次双耳同贴，每天自行按压数次。

（2）冰片耳压法

①穴位（图2－24）：神门、皮质下、脑、心、交感，每次取双耳2～3穴。

②治法：取米粒大冰片用胶布贴压穴处，3天1次，4次为1个疗程，可交替使用。一般1～2个疗程即可痊愈或好转。敷药3天后，多数患者的冰片被吸收。多数患者贴药30分钟后眩晕减轻，头脑清醒。个别患者用药后有欲寐感，后转清醒。

（3）绿豆耳压法

①穴位（图2－25）：晕点。

②治法：用3mm大小的绿豆贴压穴处，每天按压3～5次，每次1～2分钟。

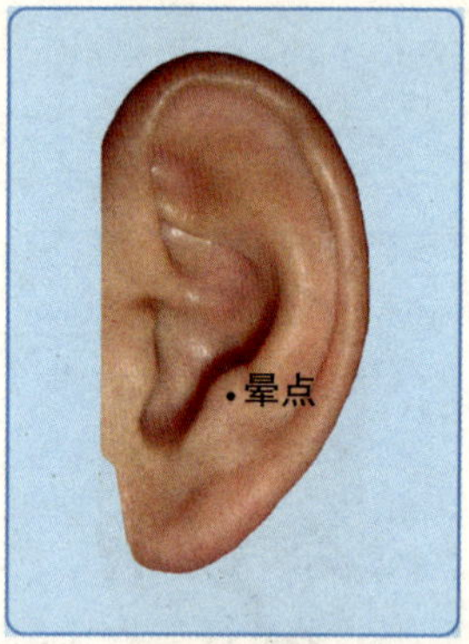

图2－25　绿豆耳压法

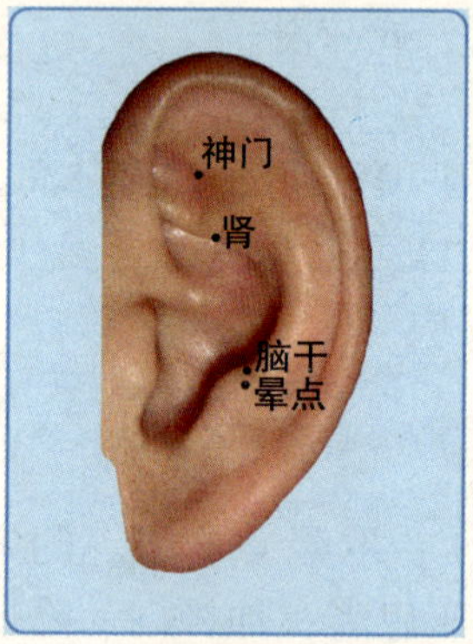

图2－26　黍米耳压法主穴

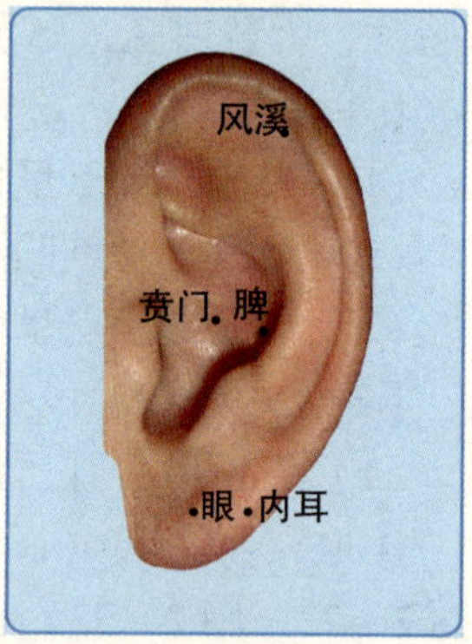

图2－27　黍米耳压法配穴

（4）黍米耳压法（耳源性眩晕）

①取穴（图2－26）取主穴取晕点、肾、脑干、神门，配穴（图2－27）取内耳、贲门、眼、风溪、脾。

②治法：用0.5寸长毫针先刺5个主穴，再根据临床表现选1～2个配穴针刺。每天1次，连续3天。针后留针2～3小时，或7～8小时。3天后改用黍米耳压法。将黍米置于0.7cm^2的胶布上，贴压穴处。每天捏压数次，1周后取掉。

第十二节　高血压病

高血压病是指在静息状态下动脉收缩压和舒张压增高（≥140/90mmHg），常伴有脂肪和糖代谢紊乱以及心、脑、肾和视网膜等器官功能性或器质性改变，以器官重塑为特征的全身性疾病。休息5分钟以上，2次以上非同日测得的血压≥140/90mmHg可以诊断为高血压。中医学认为该病属“眩晕”、“头痛”等范畴，其发生与肝肾关系密切。脑居颅内，由髓汇集而成，为“神明之府”，所以肾虚精亏，气血亏虚不能上奉，髓海不足；或肝风内动，肝阳上扰；或痰浊阻滞，阳气不升等均会影响于脑，而引发本病。

【临床表现】

（1）头疼　部位多在后脑，并伴有恶心、呕吐感。若经常感到头痛，而且很剧烈，同时又恶心作呕，就可能是向恶性高血压转化的信号。

（2）眩晕　女性患者出现较多，可能会在突然蹲下或起立时发作。

（3）耳鸣　双耳耳鸣，持续时间较长。

（4）心悸、气短　高血压会导致心肌肥厚、心脏扩大、心肌梗死、心功能不全，这些都是导致心悸气短的症状。

（5）失眠　多为入睡困难、早醒、睡眠不踏实、易做恶梦、易惊醒。这与大脑皮质功能紊乱及自主神经功能失调有关。

（6）肢体麻木　常见手指、脚趾麻木或皮肤如蚁行感，手指不灵活。身体其他部位也可能出现麻木，还可能感觉异常，甚至半身不遂。

【耳穴诊断】

（1）触诊　降压点伴有条索，多提示为高血压病动脉硬化。

（2）电测　降压点阳性反应而升压点无反应多提示高血压。

【耳穴治疗】

（1）取穴（图2－28、图2－29）

①肝火亢盛型：取肝、肾、角窝上、结节、耳背心、耳背肝、耳背沟、耳背肾。

②阴虚阳亢型：取肾、交感、皮质下、耳背心、耳背肝、耳背沟、耳背肾。

③阴阳两虚型：取心、肾、耳背心、耳背肝、耳背沟、耳背肾。

④痰湿壅盛型：取脾、三焦、耳背心、耳背肝、耳背沟、耳背肾。

（2）治法　用5分长毫针先刺5个主穴，再根据临床表现选1～2个配穴针刺。每天1次，连续3天。针后留针2～3小时，或7～8小时。3天后改用黍米耳压法。将黍米置于0.7cm^{2}的胶布上，贴压穴处。每天捏压数次，1周后取掉。

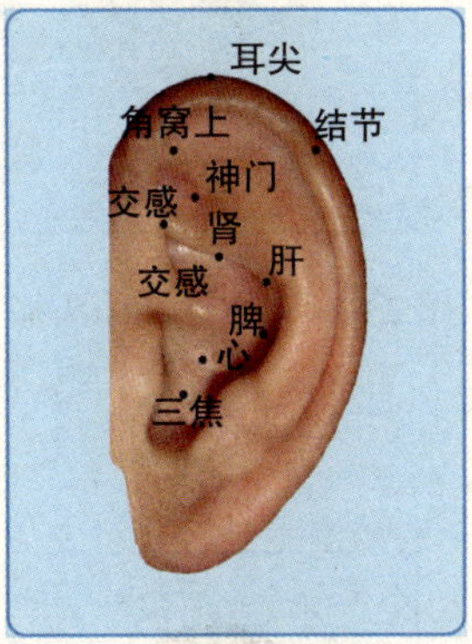

图2－28　高血压取穴1

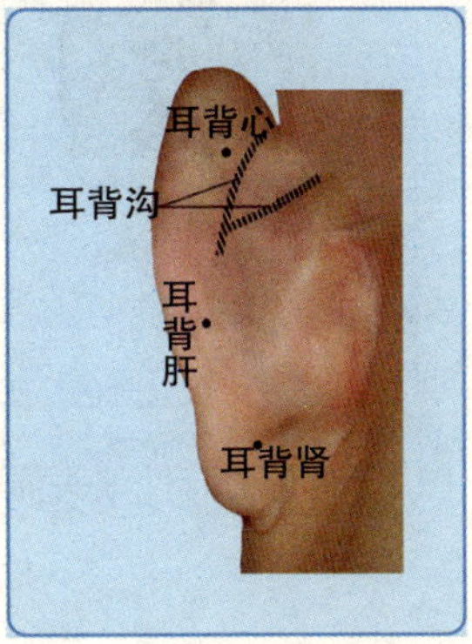

图2－29　高血压取穴2

第十三节　血管性偏头痛

血管性偏头痛（简称偏头痛）是常见的急性头痛之一，系由于发作性血管舒缩功能障碍以及某些体液物质暂时改变所引起的疼痛。病因尚不明，常有家族史，且以女性多见。属中医学“头痛”、“偏头痛”、“偏头风”等病证范畴。病因多系痰热壅阻、风阳上逆、血络不和所致。

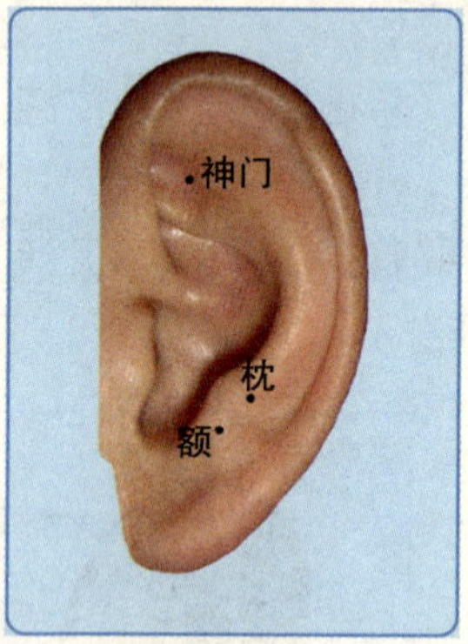

图 2－30　血管性偏头痛主穴

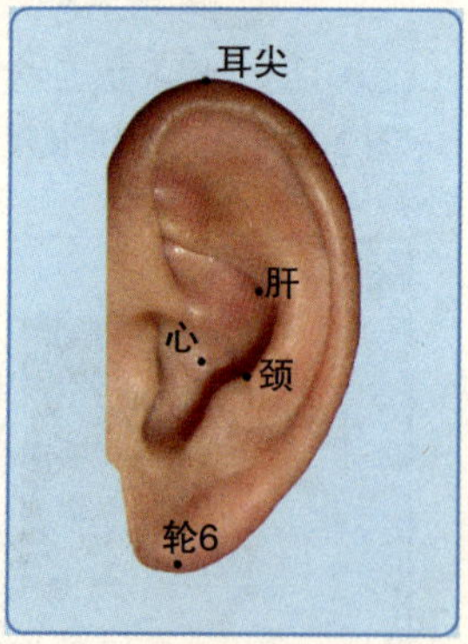

图 2－31　血管性偏头痛配穴

【临床表现】

发作前常有先兆，如疲乏、视觉异常、眼部症状、肢体麻木等，随后出现头痛症状，疼痛突然发生，呈搏动性钻痛、胀痛、钝痛或刺痛，多位于一侧前额部或头顶部，且强度逐渐增重，常伴有恶心、呕吐，怕强光、烦躁、眩晕等症状，疼痛持续2～3 小时，逐渐减轻，多移行至睡眠。有时出现兴奋、欣快和头内空虚感。

【耳穴诊断】

（1）视诊　额、颞、枕、顶呈片状红晕、突起。

（2）触诊　额、颞、枕、顶可触及压痛及条索状突起。

（3）电测　额、颞、枕、顶呈阳性反应。

【耳穴治疗】

（1）取穴（图 2－30、图 2－31）　主穴取额、枕、神门，配穴取颈、心、肝、耳尖、轮 6。

（2）治法　以主穴为主，酌加配穴，每次选4～5穴。急性发作期，可在其中 2～3 穴，以三棱针放血。余穴毫针刺后接通电针仪，采用疏密波，电刺激15～20 分钟。重者每日治疗 1 次，一般隔日 1 次。

第十四节　面神经炎

本病是茎乳突孔内（面神经管）面神经急性非化脓性炎症引起的周围性面瘫，或称为贝尔（Bell′s）麻痹，可能为病毒感染、面神经水肿、受压、髓鞘或轴突有不同程度的变性而致。急性起病，迅速发展至完全性面瘫，多为一侧性。任何年龄均可发病，以年轻男性较多。中医学称本病为“面瘫”、“口眼歪斜”，多由外感风寒侵袭面部经络，以致经气流行失常、气血不和、经筋失于濡养、纵缓不收所致。

【临床表现】

青壮年多发，部分患者发病前数日有同侧下颌角、耳内、乳突区疼痛。病史询问应注意发病前有无面部受凉受风吹等诱因，多数患者于晨起洗漱时突然发现面颊动作不灵或歪斜，表情不自如，前额纹消失，眼裂开大、鼻唇沟平坦、口角下垂等。

（1）茎乳孔以下的面神经支受累出现周围性面瘫，患侧额纹消失，不能额皱蹙眉，眼裂变大，不能闭合或闭合不全，Bell′s 征（闭眼时眼球向上外方转动，显露白色巩膜），鼻唇沟变浅，口角下垂，示齿时口角偏向健侧，鼓腮和吹口哨漏气，常见食物滞留于患侧齿颊间。

（2）受损影响到鼓索以上的面神经支时，除周围性面瘫，还出现同侧舌前2/3 味觉障碍。

（3）镫骨肌以上的面神经支受累时发生听觉过敏、同侧舌前 2/3 味觉障碍和周围性面瘫。

（4）膝状神经节受累，除听觉过敏、同侧舌前 2/3 味觉障碍和周围性面瘫，还有患侧乳突部疼痛、耳廓和外耳道感觉减退，外耳道或鼓膜出现疱疹，称 Hunt′s 综合征。

【耳穴诊断】

面颊区为阳性反应或强阳性反应，耳颞神经点阳性反应，触之敏感。

【耳穴治疗】

（1）耳毫针法、电针法和压丸法　主穴（图 2－32、图 2－33）取面颊、肝、口、眼、皮质下；配穴（图 2－34）取肾上腺、脾、枕、额。急性期用耳毫针法，手法用泻法。留针 30～60 分钟，每日 1 次，每次一侧耳穴，数天后可改用耳电针法，隔日治疗 1 次，用疏密波，每次加电 20 分钟；基本恢复后盖用耳穴压丸法，压丸时再加 1 个耳背面颊穴，每隔 2 日换贴压另一侧耳穴。

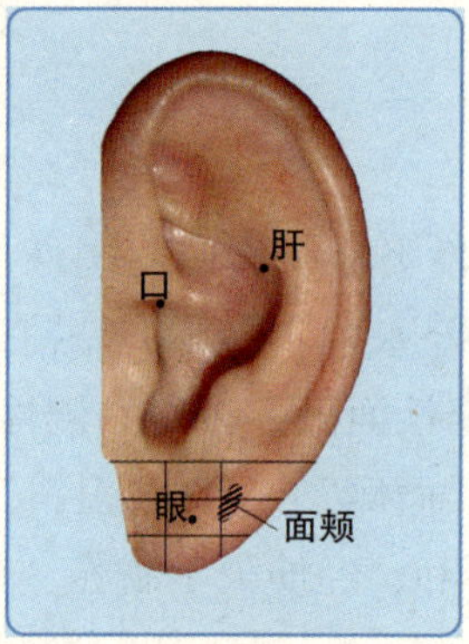

图 2-32　面神经炎主穴 1

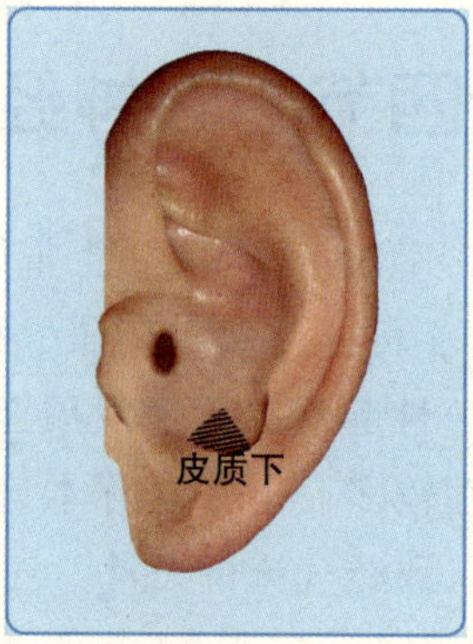

图 2-33　面神经炎主穴 2

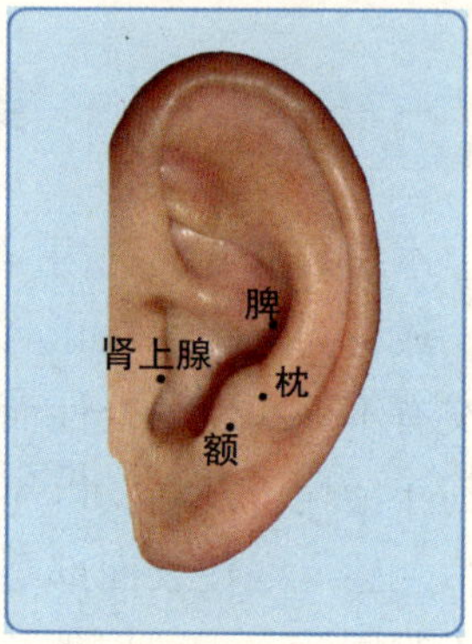

图 2-34　面神经炎配穴

（2）耳背放血法　选患者患侧耳背近耳轮处明显的血管一根，揉搓数分钟，使其充血，常规消毒后，用左手拇、食指将耳背拉平，中指顶其下，右手持消毒刀片，用刀尖划破血管，流血 2～3ml，擦去血迹，以消毒敷料包扎，胶布固定。病情轻、病程短者，放血 1 次可愈；病情重、病程长者，可放血 2～4 次。重复治疗时，可在上次手术之耳背另选一根血管放血，两次治疗间隔 5～6 天。

第十五节　三叉神经痛

三叉神经通是一种三叉神经分布区出现的反复发作的阵发性疼痛。三叉神经的 3 个分支分布在额部、上颌部、下颌部的皮肤以及上、下齿龈。三叉神经痛发作时常无先兆，突然闪电样犹如刀割、烧灼、针刺、电击样疼痛，历时 1～2 分钟，剧痛难忍，严重时达到痛不欲生的地步。

三叉神经痛分为原发性和继发性两种。原发性三叉神经痛病因目前尚未完全了解，过去认为原发性三叉神经痛并无特殊病理改变，近来有人在治疗三叉神经痛患者做感觉根切断术时进行活检，发现有些纤维脱髓鞘或髓鞘增厚，轴突变细或消失。继发性三叉神经痛的病因由小脑桥脑角肿瘤、三叉神经根及半月神经节肿瘤，血管畸形、动脉瘤、蛛网膜炎、多发性硬化等引起。三叉神经痛是由于感受风寒、痰火之邪及阳明胃热所致，而以风邪为主。因为阳明经络受风毒传入经络而凝滞不行，故有此证；或因情志内伤、肝失条达，郁而化火，上扰清空所致。另外因为气血瘀滞、阻塞经络而为痛。临床上以肝胆风火和阳明燥热多见。

【临床表现】

三叉神经痛是一种发生于三叉神经分布区域内的短暂的、反复发作的剧烈疼痛。分为原发性和继发性两类：前者病因不明；后者由炎症、外伤、肿瘤、血管病等引起。常于 40 岁后起病，女性较多。中医学称本病为“偏头风”、“面痛”等。

【耳穴诊断】

耳颞神经点若电测时呈强阳性反应，疼痛敏感，耳垂上、面颊区为阳性反应或强阳性反应，耳颞神经点阳性反应，触之敏感；上颌穴疼痛敏感，电测强阳性反应，且有触痛。

【耳穴治疗】

使用绿豆耳压法。主穴（图 2－35）取面颊、上颌、下颌、神门；配穴（图 2－36）取枕。治疗时将绿豆贴在方块胶布中央，然后贴敷于颊、上颌、下颌、神门上，每天患者可自行按压数次。3～5 天复诊时，酌情增减或更换穴位。

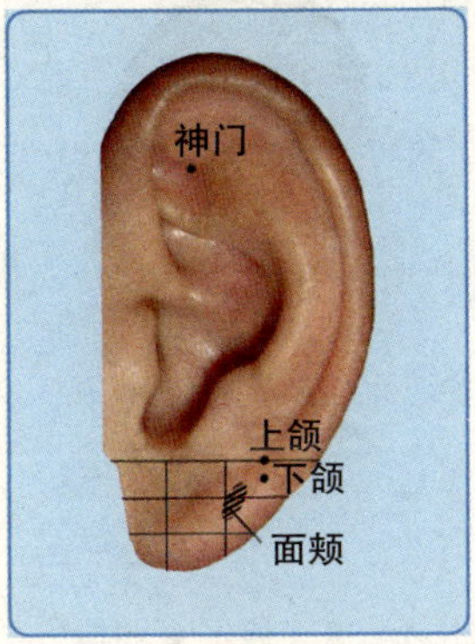

图 2－35　三叉神经痛主穴

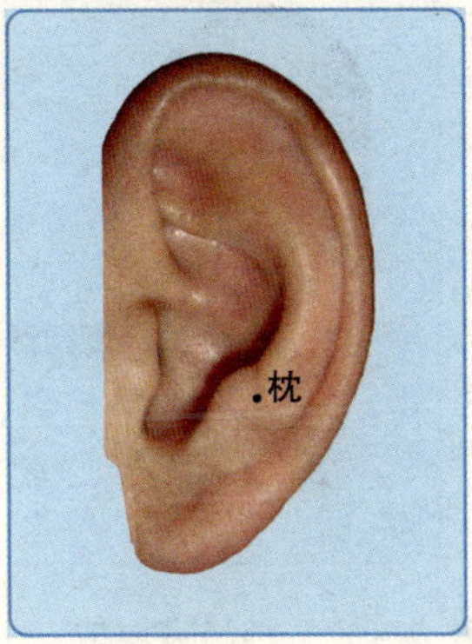

图 2－36　三叉神经痛配穴

第十六节　神经衰弱

神经衰弱是临床上最常见的一种神经官能症，多见于青壮年，女性多于男性。本病主要是由于长期精神紧张，如抑郁、焦虑或用脑过度，引起大脑皮层兴奋和抑制功能失调所致。症状包括失眠、多梦、心悸、易怒、烦躁、头晕、头疼、汗出、食欲不振、精神萎靡、倦怠及健忘等。中医学将本症分为肝气郁结、心肾不交和食积胃脘三种证型。神经衰弱属中医学的“不寐”多属情志内伤，思虑伤脾或大病、久病之后，体质亏虚，以致脏腑功能失调，或由于阴虚火旺，心肾不交或脾胃不和，饮食停滞或情志抑郁、肝胆火旺、神志不宁等引起。

【临床表现】

肝气郁结型，其特点为失眠多梦、胸闷、善太息、易怒或抑郁；心肾不交型，其特点为顽固性失眠、心悸、口干、健忘、颧赤及五心烦热；食积胃脘型，特点为失眠、脘腹胀满及恶心呕吐。

【耳穴诊断】

肝郁气滞者在肝区出现重度压痛或片状软骨增生；心肾不交者在心和肾区出现浅红色压痕，恢复平坦时间长；食积胃脘者在肾区出现重压痕。

电测在神经衰弱区、心区、神经系统皮质下呈阳性反应。

【耳穴治疗】

(1) 取穴(图 2-37、图 2-38) 耳尖(放血)、神门、心、皮质下、枕、神经衰弱区、神经衰弱点。心脾不足型配脾穴;肝郁气滞型配肝穴;心虚胆怯型配胆穴;心肾不交型配肾穴。

(2) 治法 采用耳穴点压或按摩法,每日 2 次。耳穴疗法对各种类型的神经衰弱均有显著疗效。

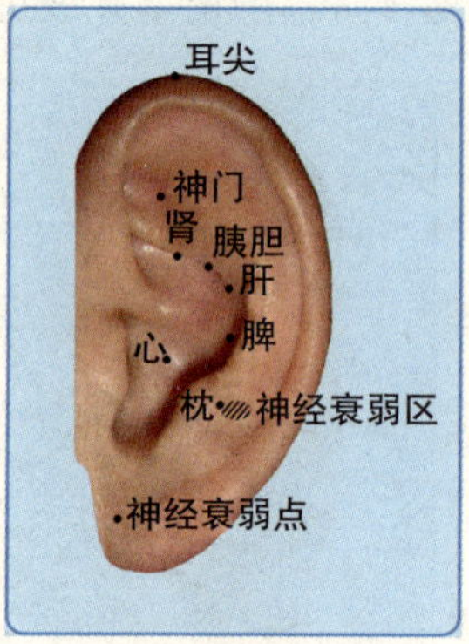

图 2-37 神经衰弱取穴 1

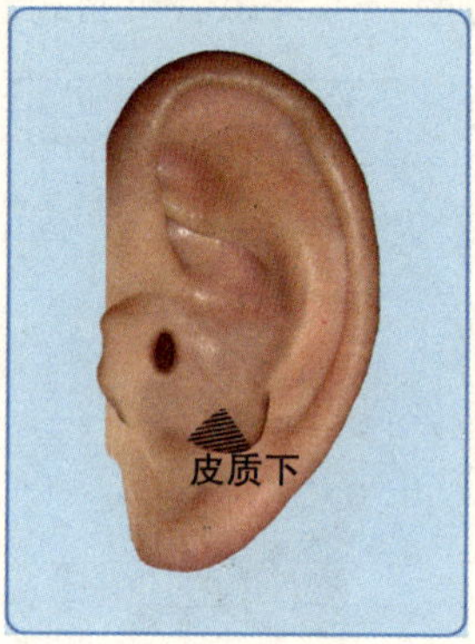

图 2-38 神经衰弱取穴 2

第十七节 帕金森病

帕金森病是一种发生于中年以上的黑质和黑质纹状体通路上的变性疾病,以静止性震颤、肌强直、运动减少和体位障碍为主要临床特征。据统计,帕金森病的发病率随年龄的增加而递增,50 岁以上的发病率为 500/10 万;60 岁以上则明显增高,为 1000/10 万;70 岁以上患病率明显增至 1576/10 万。综合世界各国的资料,帕金森病的患病率为 10/10 万~405/10 万之间。世界各地患病率的性别分布均显示为男女之比接近,或男性比女性略高。本病影响患者工作和日常生活,甚则失去能力。帕金森病属于中医学“颤证”范畴,又称“震振”、“振掉”、“震颤”。本病多由情志不遂,郁怒伤肝,肝郁化火,耗伤肝肾阴精或年老久病到肝肾精血亏虚,或由外感疫疠之邪,或长期服用药物直接损及肝肾,禀赋不足,先天肾精亏虚或嗜欲无度,摄生不慎,耗竭肾精,忧思伤脾或饮食不节,饮酒过多或劳倦过多,耗伤脾胃之气等多种因素长期相互影响,使肝、脾、肾俱虚,发生退行性改变,肝肾精亏则筋脉失荣,髓海不足,脾虚则气血生化乏源,不能上荣于脑,虚风内动,震振之作;或脾虚生痰,气虚气郁,病久到瘀,痰瘀内停,浊邪久留于内,缠绵不解,化为死血、顽痰,阻滞脑窍、经脉,筋骨失控,发为本病。

本病病位在肝、脾、肾,脑,以肝肾不足为本,正虚邪恋,虚实互见,总属本虚标实。随病程的延长，本虚之象逐渐加重，初期多以实邪表现为主，多见痰热内阻、血瘀动风之象，随病情逐渐加重，气血两虚，血瘀动风之象显露，正气已虚：病情发展至中晚期，病情严重，肝肾不足，血瘀动风之象为重。

【临床表现】

（1）中年以后缓慢发病。

（2）震颤　静止时发生4～6次/秒的搓丸样动作，运动时消失，从一侧开始。

（3）少动　迟钝少动，形成“面具脸”。

（4）肌强直　从一侧开始，近躯干端肌肉强直明显，呈铅管状。

（5）自主神经症状及姿势反射障碍　便秘，面红，多汗，直立性低血压。

（6）左旋多巴治疗有较。

（7）其他原因引起的帕金森病症状的疾患。

【耳穴诊断】

神门、脑干、肝、皮质下、脑、相应部位呈阳性反应。

【耳穴治疗】

（1）取穴　主穴（图2－39、图2－40）取神门、脑干、肝、皮质下、脑及相应部位，配穴（图2－41）取枕、枕小神经点、脾。

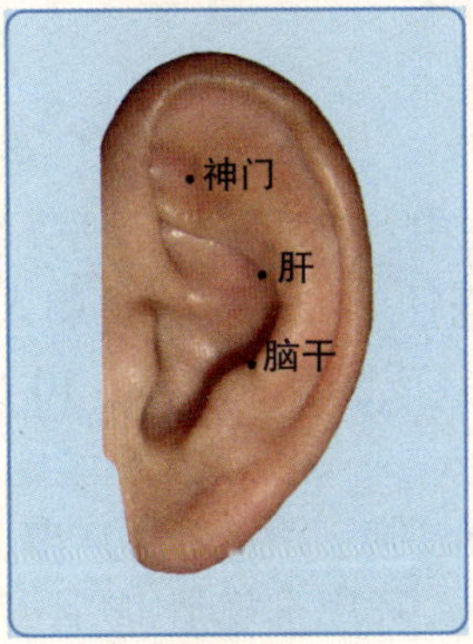

图2－39　帕金森主穴1

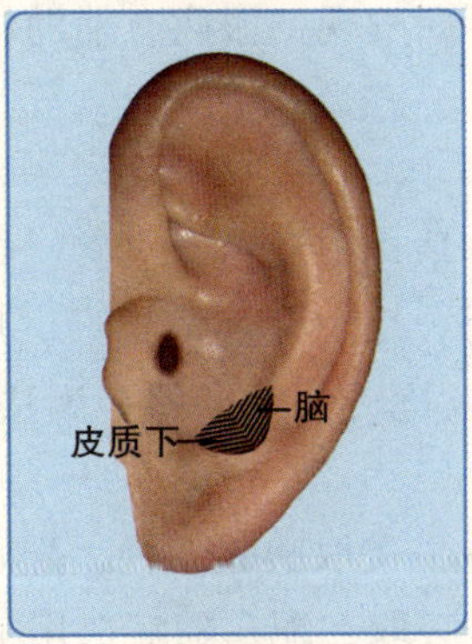

图2－40　帕金森主穴2

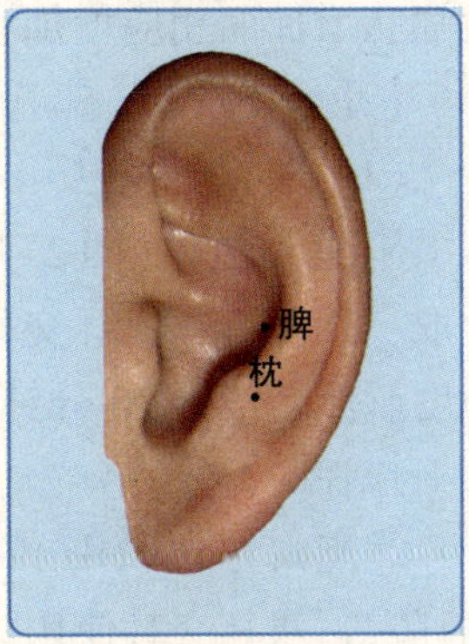

图2－41　帕金森配穴

（2）治法　用28号2.5寸豪针，刺入2～3分钟即可，按顺时针方向小幅度来回捻转1～2分钟，隔10分钟重复捻转一次，留针20～30分钟。

第十八节　糖尿病

糖尿病是一组由遗传和环境因素相互作用所致的代谢疾病，由于胰岛素分泌缺乏或其生物作用障碍导致的糖代谢紊乱，同时伴有脂肪、蛋白质、电解质、水等的代谢障碍，以慢性高血糖为主要特征。慢性高血糖常导致眼、肾、神经和心血管等多脏器、系统的长期损害、功能不全或衰竭。糖尿病即中医学的“消渴病”。消渴病是由体质因素加以多种环境因素引起，以内热伤阴为基本病机特点，日久可致气阴两虚、阴阳两虚、络脉郁结。以多饮、多食、多尿或尿有甜味、疲乏少力或消瘦为典型症状。

【临床表现】

（1）具有典型症状，空腹血糖 7.0mmol/L 或餐后血糖≥11.1mmol/L。

（2）没有典型症状，仅空腹血糖 7.0mmol/L 或餐后血糖 11.1mmol/L 应再重复检查一次，仍达以上值者，可以确诊为糖尿病。

（3）没有典型症状，仅空腹血糖 7.0mmol/L 或餐后血糖 11.1mmol/L，糖耐量实验 2 小时血糖 11.1mmol/L 者可以确诊为糖尿病。

【耳穴诊断】

（1）耳廓视诊　在无症状期可见胰胆穴、内分泌穴区肿胀，颜色稍白，在症状期颜色稍红。

（2）手指触诊　肿胀部位柔软感。

（3）深棒触诊　可见压痕。

（4）耳穴探测　胰胆、内分泌、肾穴可有阳性反应，症状期阳性反应点可随症状增加而相应增加，对早期发现糖尿病有辅助作用。

【耳穴疗法】

（1）耳穴针刺法

①配穴方 1（图 2－42）：取内分泌、肾、脾、口、缘中、皮质下。治法：每次取一侧耳穴，双耳交替使用。耳廓常规消毒后，用耳毫针对准所选穴位刺入，中度刺激，留针 30 分钟，间以捻转，用平补平泻法。每日或隔日针 1 次，10 次为一疗程。

②配穴方 2（图 2－43）：主穴取胰胆、肾，配穴取胃、肺。治法：每次取一侧耳穴，双耳交替使用。主穴必取，配穴随症选用 1 个穴。耳廓常规消毒后，用耳毫针对准所选穴位刺入，中轻刺激，留针 15～30 分钟，间以捻转，用平补平泻法。每日或隔日针 1 次，10 次为一疗程。

（2）耳穴压迫法

①配穴方 1（图 2－44）：主穴取内分泌、肾上腺、胰胆、缘中，配穴取脾、三焦、肺、肝、胃、神门、上屏、下屏。治法：每次取一侧耳穴，双耳交替使用。除取主穴外，随症选用 2～3 个配穴。耳廓常规消毒后，常规操作，将王不留行粘于一小块方胶布中心，每块胶布粘一粒，然后贴压在所选穴位上，边贴边按摩，用平补平泻法。贴后患者每日自行按压3～5 次。隔日换贴 1 次，10 次为一疗程。

②配穴方 2：取穴：胰胆、肾、胃、肺、内分泌、神门。治法：每次取一侧

耳穴，双耳交替使用。耳廓常规消毒后，按操作常规进行贴丸。操作同上。

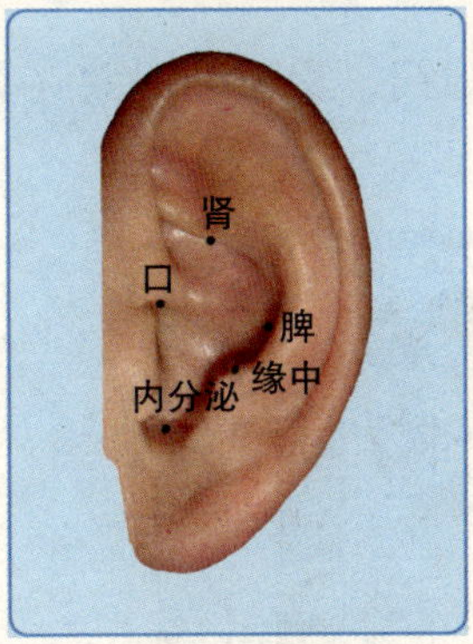

图 2-42　糖尿病取穴 1

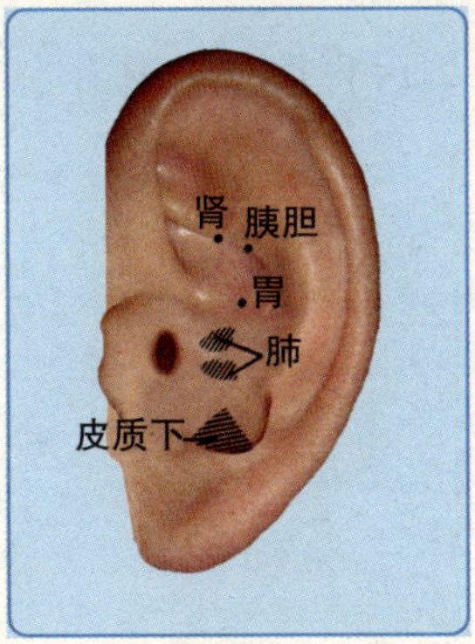

图 2-43　糖尿病取穴 2

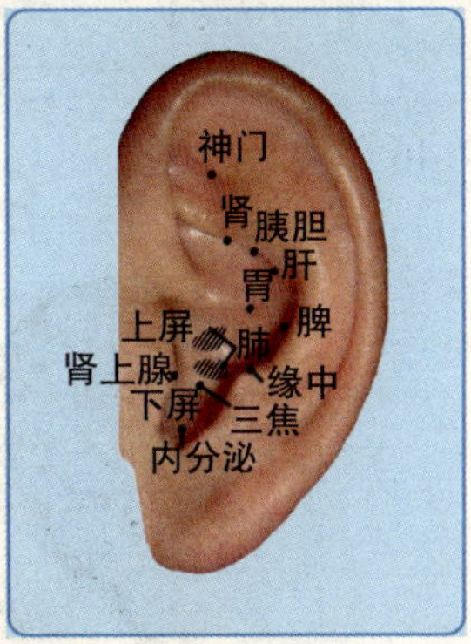

图 2-44　糖尿病取穴 3

(3) 耳穴药物注射法

①配穴方 1（主治胰岛功能减退而引起的糖尿病）：取胰胆、内分泌、肾上腺、肾、脾、三焦、肺、肝、胃、缘中、神门、上屏、下屏。药物：普通胰岛素 50U 的胰岛素粉针剂，溶于 2ml 生理盐水中。治法：每次取 3～5 个耳穴，余穴交替使用。耳廓常规消毒后，常规操作，将上述药物注入所选穴位，每穴注射 0.1ml，即每次注入胰岛素量为 8～12U。每日或隔日注射 1 次。

②配穴方 2（2 型糖尿病）；取穴：胰胆、肾、内分泌。药物：注射用水 1.5ml。治法：每次取一侧耳穴，双耳交替使用。耳廓常规消毒后，按操作常规，将上述药液注入所选穴位，每次注射 0.5ml，隔日注射 1 次。

第十九节　膈肌痉挛

膈肌痉挛是由于某种刺激引起膈神经过度兴奋，膈肌不自主的痉挛性收缩。常见于受寒、过食或继发于消化系统疾病或手术后，有时也可以是癔症的一个表现。膈肌痉挛属中医学的呃逆，也称打嗝，是由于胃气上逆引起的声短而频，令人不能自主为特征的病症，可以在多种疾病中出现，一般分为虚实两类。

【临床表现】

(1) 多见于青壮年，女性多于男性。常有进食过冷、过热、过于辛辣，或情志郁怒等诱因。

(2) 以呃逆为主症，呃声频频，呈持续状态不能自制，可伴呕吐，情绪紧张，胸膈脘腹间疼痛，或有嗳气、纳呆，甚则厌食或拒食、不寐等症。

【耳穴诊断】

(1) 视诊　小肠、交感、膈区，耳迷根呈现点状苍白或者片状红晕。

（2）触诊　膈区反应点，耳迷根压痛。

【耳穴治疗】

（1）取穴　主穴（图 2－45）取膈、耳中、胃、神门、交感，配穴（图 2－46）取耳迷根。

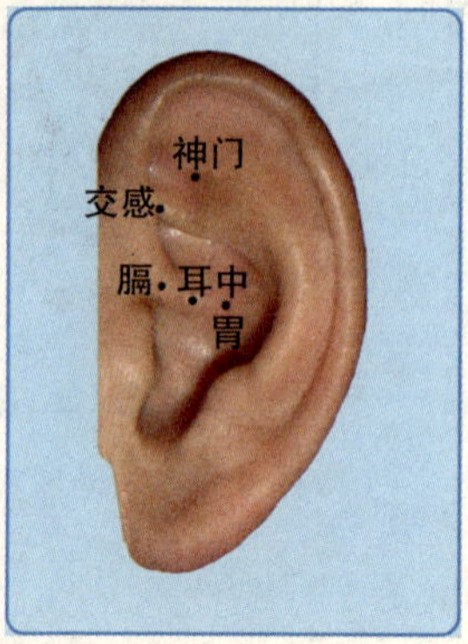

图 2－45　膈肌痉挛主穴

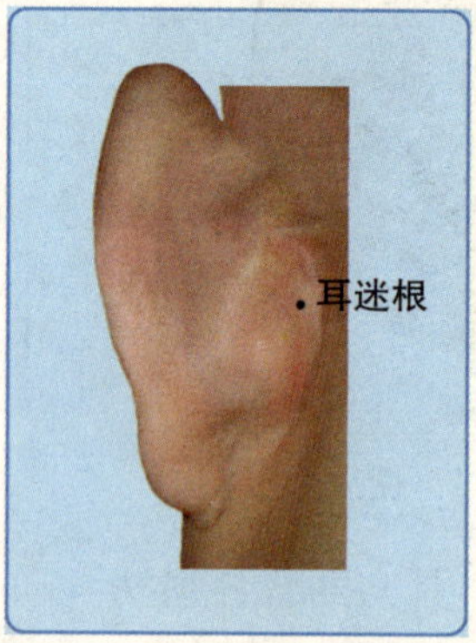

图 2－46　膈肌痉挛配穴

（2）耳针治疗方法

① 治疗前最好在耳中，胃区寻找敏感点进行针刺，手法宜强，留针 30～60 分钟，留针期间行捻转刺激，留针时间的长短，捻针次数，可根据病情需要决定。顽固者起针后可再予以皮内埋针或耳穴压丸治疗。针刺治疗可 1～2 次/日，呃逆之后仍需巩固治疗 3～5 次。

②在耳穴附近寻找敏感点（敏感处有酸、麻、胀、痛），然后采用耳穴压丸法。

第二十节　急性肠胃炎

急性肠胃炎是夏秋季的常见病、多发病，多由于细菌及病毒等感染所致。主要表现为上消化道病状及程度不等的腹泻和腹部不适，随后出现电解质和液体的丢失。病属中医学的“呕吐”、“腹痛”、“泄泻”、“霍乱”等范畴。多系饮食不节或风寒暑湿之邪客于胃肠，使气机不和，胃肠运化传导功能失常所致。中医根据病因和体质的差别，将胃肠炎分为湿热、寒湿和积滞等不同类型。

【临床表现】

（1）有暴饮暴食或吃不洁腐败变质食物史。

（2）起病急，恶心、呕吐频繁，剧烈腹痛，频繁腹泻，多为水样便，可含有未消化食物，少量黏液，甚至血液等。

（3）常有发热、头痛、全身不适及程度不同的中毒症状。

（4）呕吐、腹泻严重者，可有脱水、酸中毒，甚至休克等。

(5) 体征不明显，上腹及脐周有压痛，无肌紧张及反跳痛，肠鸣音多亢进。

【耳穴诊断】

(1) 视诊 可见大肠区呈片状充血，红润，有光泽及脂溢，少数有丘疹。

(2) 触诊 可扪及大肠区或略有凹陷，触痛。

(3) 电测 大肠区呈阳性反应。

【耳穴治疗】

(1) 取穴（图2-47） 脾、胃、神门、屏间、大肠、小肠、肝、肺、肾。

(2) 操作 用王不留行贴压耳穴，食指拇指相对按压，每天早、中、晚各按压3~5分钟，以耳廓发热发红为度。症状重者可选1穴或2穴针刺，症状缓解后可用耳穴贴压法，急性者每天换药1次，两耳交替进行，5次为一疗程。

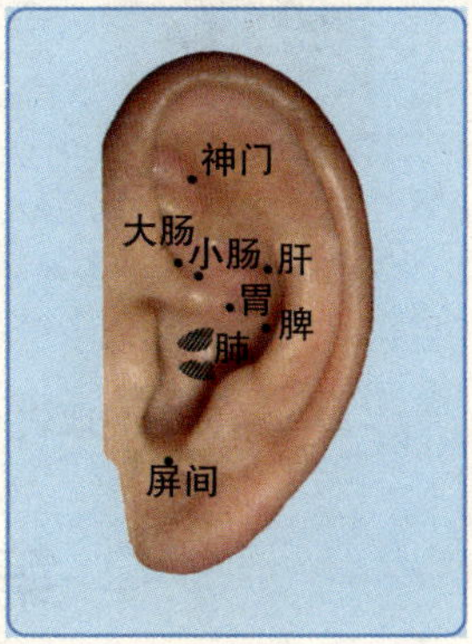

图2-47 急性胃肠炎取穴

第二十一节 慢性胃炎

慢性胃炎系指由不同原因引起的各种慢性胃黏膜炎性改变，其发生与急性胃炎迁延不愈、长期服用刺激性食物和药物、胆汁反流，保护胃黏膜的屏障破坏及自身免疫等因素有关。此外，本病的发生，还可能与鼻腔、口腔、咽喉部的慢性感染、胃淤血状态及营养缺乏有关。临床常见的慢性胃炎有浅表性胃炎、胃体胃炎、胃窦胃炎等。中医学认为其病因多与饮食不调、情志不畅、劳累过度、伤风感冒及体质虚弱等有关。病变主要发生在脾胃、肝胆。患者常有不同程度的胃脘饱胀或疼痛、嗳气、吞酸、食欲不振、口干苦、恶心、呕吐、便秘、腹泻等症，也有毫无症状者。慢性胃炎，多为虚证、瘀证或虚实夹杂证。中医治疗此病，一般根据患者的症状，结合舌象、脉象，辨证施治。

【临床表现】

(1) 病程迁延缓慢。

(2) 慢性浅表性胃炎有不同程度的慢性消化不良症状，如进食后上腹不适，有时制酸剂可使症状减轻。有胆汁反流性胃炎者，中上腹持续性痛，或进食后上腹痛，可有胆汁性呕吐。

(3) 慢性胃体胃炎者，消化道症状较少，可发生明显或隐性贫血，多数出现缺铁性贫血。少数患者可短期内出现明显厌食、消瘦、呕吐、胃潴留等类似胃癌的症状。

(4) 胃窦胃炎者，常表现为持续性中上腹部疼痛，或进食后即出现疼痛，可伴

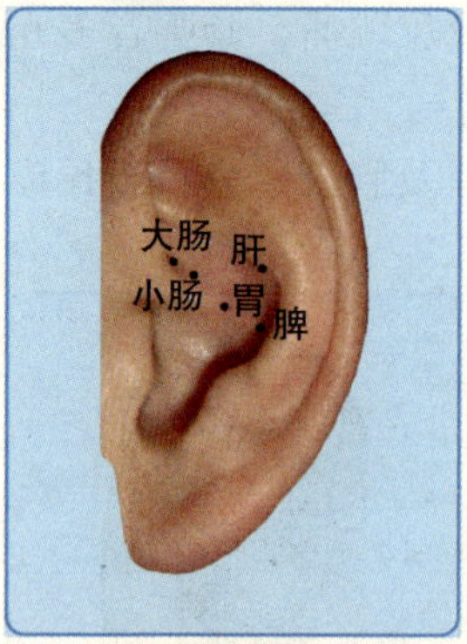

图2－48　慢性胃炎取穴

有呕吐、剑突下烧灼感，或反复出现黑粪及呕吐咖啡样液，但多可自动止血。

【耳穴诊断】

（1）视诊　胃区呈现点或片状红润，有光泽。

（2）触诊　胃区压痛。

（3）电测　胃区呈现阳性反应。

【耳穴治疗】

（1）取穴（图2－48）　胃、脾、大肠、小肠、肝。

（2）治法　每次一侧耳穴，左右耳交替针刺。

第二十二节　胃溃疡

胃溃疡是消化系统的一种常见疾病，其典型表现为饥饿不适、饱胀嗳气、泛酸或餐后定时的慢性中上腹疼痛，严重时可有黑便与呕血。比较明显的病因为幽门螺杆菌感染，服用非甾体类消炎药以及胃酸分泌过多；另外还与遗传和情绪波动、过度劳累、饮食失调、吸烟、酗酒等因素有关。本病病程延绵，病情复杂，如果因病情加重或治疗不及时，还会导致出血、穿孔、幽门梗阻和癌变等恶劣后果，所以应予高度重视。胃溃疡属中医学“吞酸”、“胃脘痛”范畴。中医学认为本病的病因病机主要由于情志所伤、饮食劳倦等。忧思恼怒，七情刺激，肝失疏泄，横犯胃腑；或脾气郁结，运化失常；饮食失节或偏嗜，损伤脾胃；或湿热壅结中焦，胃膜受损，均可致溃疡发生。长期体力或脑力劳动过度，伤脾耗气，运化迟滞，气血失畅，胃膜不生，而易发本病。本病病位在胃，与肝脾关系最为密切，在病机转化方面，具有由气及血，由实转虚，寒热转化，或寒化伤阳，化热伤阴等特点。临床治疗多以疏肝和胃、温中健脾、养阴益胃、活血化瘀、调理寒热等治法为主。

【临床表现】

（1）慢性病程，周期性发作，常与季节变化、精神因素、饮食不当有关；或长期服用能致溃疡的药物如阿司匹林等。

（2）上腹隐痛、灼痛或钝痛，服用碱性药物后缓解。典型胃溃疡常于剑突下偏左，好发于餐后0.5～2小时，疼痛常伴反酸嗳气。

（3）基础泌酸量及最大泌酸量测定有助诊断。胃溃疡的基础泌酸量正常或稍低，但不应为游离酸缺乏。

（4）溃疡活动期大便隐血阳性。

（5）X线钡餐检查可见龛影及黏膜皱襞集中等直接征象。单纯局部压痛，激惹变形等间接征象仅作参考。

(6) 胃镜检查，可于胃部见圆或椭圆、底部平整、边缘整齐的溃疡。根据溃疡面所见，可分为：活动期：溃疡面为灰白或褐色苔膜覆盖，边缘肿胀，色泽红润、光滑而柔软；愈合期：苔膜变薄，溃疡缩小，其周围可见黏膜上皮再生的红晕，或溃疡面几乎消失，其上有极少的薄苔；瘢痕期：溃疡面白苔已消失，变成红色充血的瘢痕，可见皱襞集中。

具备以上（1）、（2）、（5）、或（2）、（6）项者可做胃溃疡诊断，对诊断为胃溃疡者须与恶性溃疡鉴别，凡能进行胃镜检查者应做胃黏膜活检予以确诊。

【耳穴诊断】

（1）活动期

①视诊：胃区呈点状或片状红晕，有时可见米粒大小的凹陷，边缘整齐有光泽，可见毛细血管充盈。

②触诊：痛甚（+++），凹陷。

③电测：胃区阳性反应明显。

（2）静止期

①视诊：胃区呈点或片状发白，有时可见凹陷。

②触诊：无压痛，可触及条索和凹陷。

③电测：胃区无明显阳性反应。

【耳穴治疗】

（1）取穴（图2-49） 胃、皮质下、贲门、脾、肝、交感、神门、内分泌。

（2）治法 将王不留行用胶布贴于一侧耳穴，食指拇指向对按压。急性病例手法宜重，慢性病例手法宜轻，嘱患者每天早、中、晚各按压3~5分钟，以耳廓发红，自觉发热以度，症状较重可选相应部位1~2穴针刺。症状缓解后再如法贴压，急性者每天换药1次，慢性者隔2~3天贴压1次，两耳交替，急性者5次为一疗程，慢性者10次为一疗程。

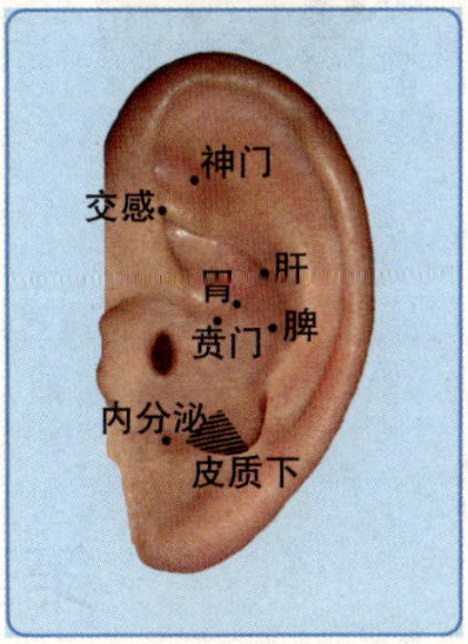

图2-49 胃溃疡取穴

第二十三节 胃肠功能紊乱

本病起病多缓慢，病程多缠绵日久，症状复杂，呈持续性或反复发作性，病情轻重可因暗示而增减，由于饮食不规律，或消化系统疾病，比较常见的如消化不良、胃炎、溃疡病、急性胃肠炎、便秘等引起。有很多种表现，上消化道的主要表现有上腹不适、疼痛、腹胀、呃逆、恶心、呕吐等，还有些患者伴有下消化道的症状，如腹部不适、排便不畅、便秘、腹泻、排气增多。临床症状主要以上消化道最为多见。

【临床表现】

临床表现以胃肠道症状为主，多伴有心悸、气短、胸闷、面红、失眠、焦虑、注意力涣散、健忘、神经过敏、手足多汗、多尿、头痛等植物神经不平衡的表现。

根据不同情况采取X线、内镜检查、胃液分析与粪便化验等手段。必要时应行超声、CT等检查以排除肝、胆、胰等腹腔脏器病变。

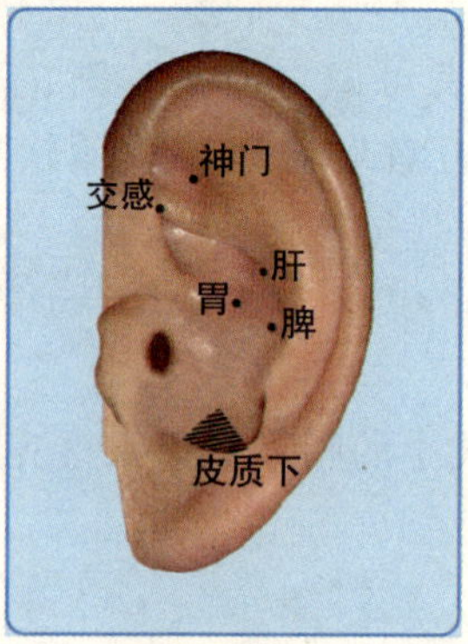

图2－50　胃肠功能紊乱取穴1

【耳穴诊断】

（1）视诊　小肠区呈片状白色隆起，可出现艇中穴隆起水肿；大肠区平坦或凹陷，色红或紫暗。

（2）触诊　小肠区呈片状隆起，可出现压痕、色淡；大肠区平坦或平低；大小肠区均触痛不明显。

（3）电测　大小肠呈阳性反应。

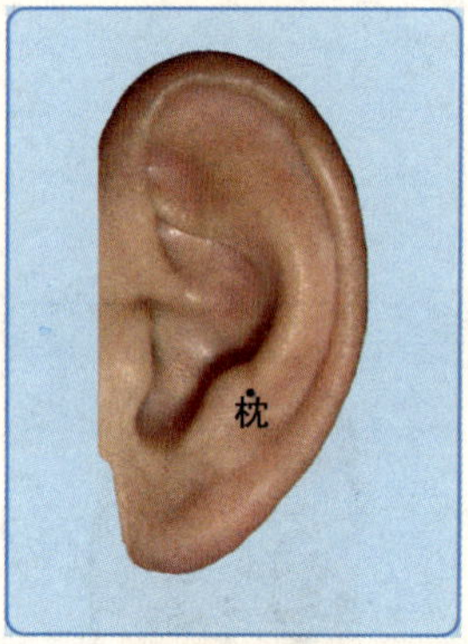

图2－51　胃肠功能紊乱取穴2

【耳穴治疗】

（1）取穴（图2－50、图2－51）　胃、肝、交感、脾、神门、枕、皮质下。

（2）治法　耳廓常规消毒后，用耳毫针对准所选穴位刺入，中度刺激，留针30分钟，间以捻转，用平补平泻法。每日或隔日针1次，10次为一疗程。

第二十四节　便　　秘

便秘可区分为急性与慢性两类。急性便秘由肠梗阻、肠麻痹、急性腹膜炎、脑血管意外等急性疾病引起；慢性便秘病因较复杂，一般可无明显症状。按发病部位分类，可分为两种：①结肠性便秘：由于结肠内、外的机械性梗阻引起的便秘称之为机械性便秘；由于结肠蠕动功能减弱或丧失引起的便秘称之为无力性便秘；由于肠平滑肌痉挛引起的便秘称之为痉挛性便秘；②直肠性便秘：由于直肠黏膜感受器敏感性减弱导致粪块在直肠堆积，见于直肠癌、肛周疾病等。习惯性便秘多见于中老年和经产妇女。便秘是由于大肠运动缓慢，水分吸收过多，粪便干燥、坚硬，滞留肠腔，不易排出体外。可见于多种急慢性疾病。便秘的原因十分复杂，有排便动力缺乏、不合理的饮食习惯、不良排便习惯、体质因素、自主神经系统功能紊乱、医源性因素等，常影响食欲、睡眠，也可并发痔疮、肛裂等疾病。

【临床表现】

便秘是指由于粪便在肠内停留过久，以致大便次数减少、大便干结、排除困难或不尽。一般2天以上无排便，可提示便秘存在。在正常情况下，食物通过胃肠道，经过消化、吸收。所余残渣常需24～48小时，若排便间隔超过48小时，即可视为便秘。但健康人的排便习惯各有不同，有隔2～3天排便1次者，不伴任何痛苦，这种情况则不应称为便秘。西医诊断依据：①排便时间延长，3天以上1次，粪便干燥坚硬；②重者大便艰难，干燥如栗，可伴少腹胀急、神疲乏力、胃纳减退等症；③排除肠道器质性病变。

【耳穴诊断】

（1）视诊 大肠区呈片状或条索状隆起，可见有糠皮样脱屑。

（2）触诊 人肠区呈片状或条索状隆起发硬，亦可触及条索。

（3）电测 大肠区可呈阳性反应。

【耳穴治疗】

常规取穴（图2－52）：大肠、三焦、腹、皮质下。

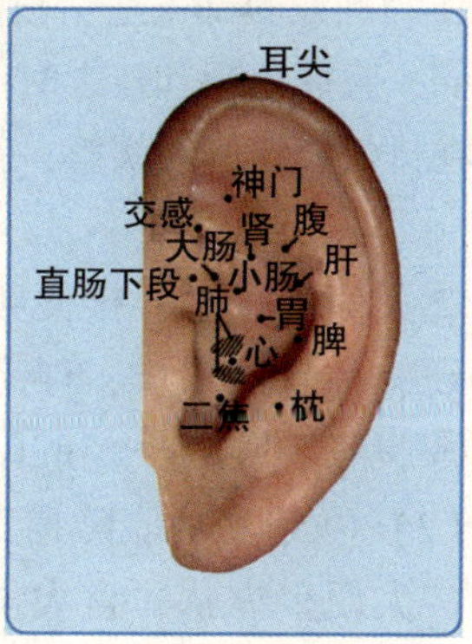

图2－52 便秘取穴

（1）耳针法

①取穴：主穴取便秘区、腹、交感。配穴：燥热配耳尖放血；气滞加肝；阴寒加肾脾；气血虚加肺、心。

②方法：常规消毒耳部，用28号0.5寸毫针由后向前平刺便秘区，其他诸穴依部位不同给予斜刺或直刺，留针40分钟，每分钟捻转行针1次，隔日针1次，连续3次。

③主治：各种便秘。

（2）耳压法

①处方1：取穴：主穴取直肠下段、大肠交感，配穴：三焦、肺、小肠。方法：自行按压，每日5～6次，每次按压3～5分钟，隔天换另一侧。在治疗中定时排便，排便时配合压耳穴，晨起空腹喝一杯盐开水，6次为一疗程。主治：各种便秘。

②处方2：取穴：主穴取便秘点、直肠下段、大肠，配穴取脾、胃。方法：每日

晨起饭后，睡前轻按压耳穴 5 分钟，3 天换另一侧耳穴，5 次为一疗程。主治：习惯性便秘。

③处方 3：取穴：主穴取便秘点、直肠下段，配穴取肝、脾、心、肾。方法：热秘加耳尖放血；气秘加肝；虚秘加脾、心；冷秘加脾、胃。每穴按压 1 分钟，每日按压 3～4 次，双耳轮换治疗，每周治疗 1 次，3 次为一疗程，休息 5～7 天。主治：习惯性便秘。

第二十五节　肠易激综合征

肠道易激综合征是临床上最常见的一种肠道功能性疾病，是一种以特殊病理生理为基础的、独立性的肠功能紊乱性疾病。其特征是肠道壁无器质性病变，但整个肠道对刺激的生理反应有过度或反常现象。表现为腹痛、腹泻，或便秘，或腹泻与便秘交替，有时粪中带有大量黏液。肠易激综合征属肠功能紊乱性疾病，肠道无结构上的病变，而是对各种刺激出现过度的生理反映，肠道实际并无炎症。从中医学角度来讲，情志失调，肝郁气滞，肝脾不和，而使肠道气机不利，传导失司，本病病位在肠，但与肝、脾、肾功能失调关系密切。

【临床表现】

（1）以运动障碍为主要表现

①腹痛或腹部不适：腹痛或腹部不适无定处，但多在中下腹，左下腹常有阵发性肠绞痛，腹痛出现和持续时间不很规则，部分易在进食后出现，因进食或冷饮而加重，在排便、排气后缓解，在入睡后消失。腹痛常伴有排便次数增加，腹胀和排便不净感。

②大便不正常：排便频率改变（排便次数少于 3 次/周或多于 3 次/日），粪质坚硬、稀软或水样，伴有排便急迫、排便未净和排便费力的感觉。

③腹胀、腹鸣、多肛门排气。

（2）以分泌功能障碍为主要表现　较少见，腹痛不明显，有经常或间歇性腹泻，大便呈糊状，含大量黏液，粪质很少，禁食 72 小时，腹泻可以消失。

（3）混合表现　便秘与腹泻不规则地间歇交替出现。

（4）常伴有上消化道症状　上腹部不适、饱胀、嗳气、恶心等。

(5) 伴有其他系统疾病表现　常有心悸、气短、胸闷、面红、手足多汗、尿频尿急等。

（6）心理精神异常的表现　抑郁、焦虑、紧张、多疑、敌意等。

【耳穴诊断】

阳性反应多在相应部位，肠易激综合征在大肠，耳廓可见点片状白色。

【耳穴治疗】

(1) 取穴　主穴（图 2－53、图 2－54）取大肠、神门、交感、皮质下、心，配穴（图 2－55）取肝、肾上腺、枕、胰胆、脾。

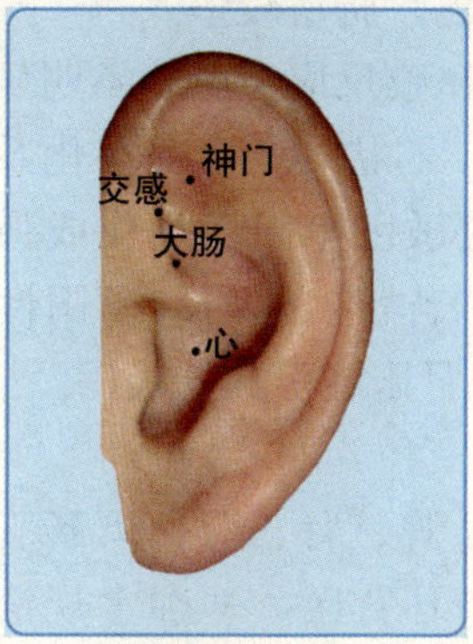

图 2－53　肠易激综合征主穴 1

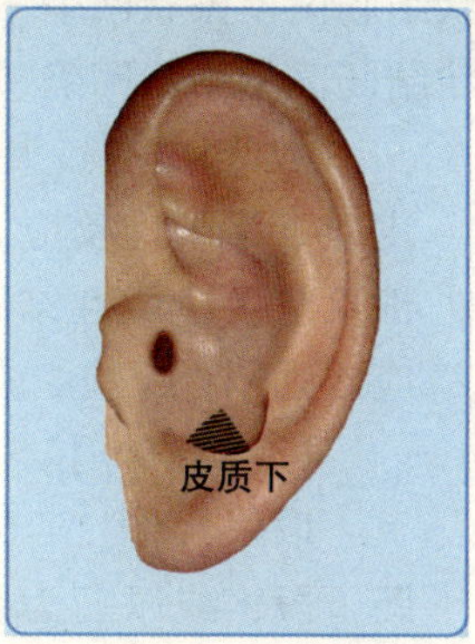

图 2－54　肠易激综合征主穴 2

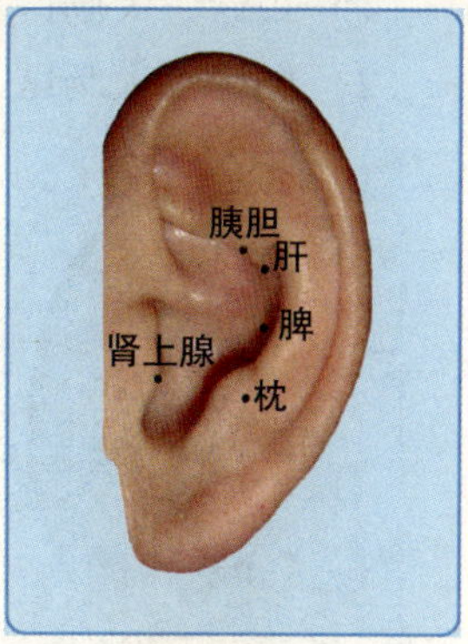

图 2－55　肠易激综合征配穴

（2）方法

①耳毫针法：相应穴位必取，根据不同症状选取主配穴各 2～3 穴，在相应穴位进针时，一定要对准敏感点进针，亦可在敏感点进双针（一针直刺，一针斜刺），每日或隔日 1 次，留针 30～60 分钟，每次一侧耳穴，两耳交替，10 次为一疗程。

②耳穴电刺激法：取穴同耳针法，但应取双数。可在耳针法基础上，在针柄上接电针机输出导线，相应部位及主穴接负极，或直接用带有导线的耳穴夹，夹在穴位敏感点上，用疏密波，电流强度以患者能耐受为度。每日或隔日治疗 1 次，电针 30 分钟，每次一侧耳穴，两耳交替，10 次为一疗程，疗程间休息 7 天。

③耳穴压丸法：先在相应部位找到敏感点，然后压丸。嘱患者每日按压时，思想要集中，要按压到患处有反应，或症状有所减轻。隔 2～3 天换贴另一侧耳穴，10 次为一疗程，休息 7～10 天继续下一疗程治疗。

第二十六节　腹　　泻

临床上，腹泻可分为急、慢性腹泻。急性腹泻：包括细菌痢疾、急性肠炎、急性中毒及过敏因素所致的排便次数增多，不同程度稀便及肠痉挛所致的腹痛，病程在 2 个月以内。慢性腹泻：临床上腹泻持续或反复超过 2 个月以上为慢性腹泻。可由慢性消化系统疾病及消化道以外的慢性病，或其他原因引起。

【临床表现】

排便次数比正常增多，大便稀薄，水样或带有黏液脓血，腹痛，消瘦乏力等。大便镜检可发现有血液、脓球、脂肪球或黏液，以及未消化食物等。

【耳穴诊断】

(1) 视诊　大肠区、乙状结肠区呈条状凹陷、暗红色、脂溢较多。

(2) 触诊　大肠区、乙状结肠区呈条状凹陷、白色压痕反应、触痛不明显。

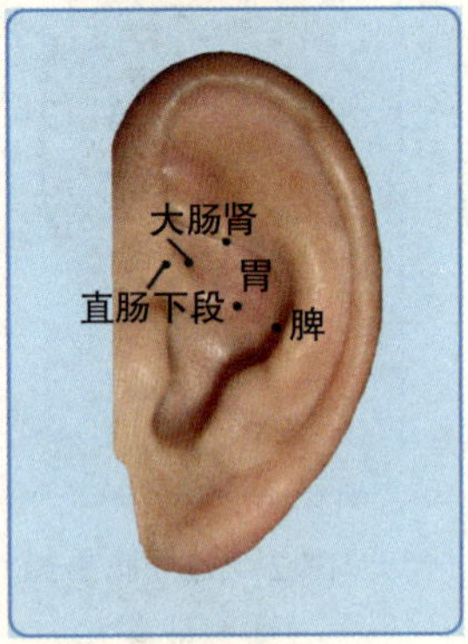

图 2－56　腹泻取穴

(3) 电测　大肠区、乙状结肠区、消化系统皮质下呈阳性反应。若过敏区呈阳性反应或强阳性反应为过敏性结肠炎；若肾、脾两穴呈阳性反应或强阳性反应，多为脾肾阳虚引起的腹泻。

【耳穴治疗】

取穴（图 2－56）　脾、肾、胃、大肠、直肠下段，或以痛为腧及中耳背区。耳廓常规消毒后，用耳毫针对准所选穴位刺入，中度刺激，留针 30 分钟，间以捻转，用平补平泻法。每日或隔日针 1 次，10 次为一疗程。

第二十七节　重症肌无力

重症肌无力是一种影响神经肌肉接头传递功能的自身免疫性疾病。其主要临床表现为受累的骨骼肌极易疲劳，经休息后有一定恢复。其中以眼睑下垂、复视等为主症的眼肌受累者最为常见，约占 90% 以上。本病以 10～35 岁多见，女性患者多于男性。重症肌无力的病因和发病机制，目前仍不清楚，现代西医学亦无特效疗法。中医学认为重症肌无力的根本原因是“虚”。但是，其中有纯虚者，即肺脾肾虚，也有虚中夹实者。纯虚的当分清脏腑气血阴阳，予以补之；虚中夹实者，当在补虚基础上祛邪，尤其是兼有表证的，应疏风散表，使外邪得散，才能安正；其次是兼湿痰者，一定要化湿祛痰，以免碍脾阻胃，而补之无效。

【临床表现】

重症肌无力通常晨轻晚重，亦可多变。病程迁延，可自发减轻缓解。感冒、情绪激动、过劳、月经来潮、使用麻醉、镇静药物、分娩、手术等常使病情复发或加重。全身所有横纹肌均可受累，受累肌肉的分布因人因时而异，颅神经支配的肌肉特别是眼外肌最易累及，常为早期或惟一症状；轻则眼球运动受累，多呈不对称性眼睑下垂，睁眼无力、斜视、复视、有时双眼睑下垂交替出现；重者双眼球固定不动。晚期的全身型患者，可有肩胛带肌、肱二头肌、三角肌和股四头肌等的萎缩。

【耳穴诊断】

电测　眼、皮质下、脾、肝、内分泌、肾、缘中呈阳性反应。

【耳穴治疗】

（1）取穴 主穴（图2－57）取眼、皮质下、脾，配穴（图2－58）取肝、内分泌、肾、缘中。

（2）治法 主穴每次选2～3穴，备用1～2穴。在双侧耳穴寻得敏感点后，快速捻转刺入，并运针至出现胀、热、痛感，留针30分钟，每隔5分钟捻转1次，以强化刺激。每日1次，10次为一疗程，第2个疗程起视病情，可改为耳穴埋针或耳穴压丸（王不留行），每次选3～5穴，每周2次，10次为一疗程。

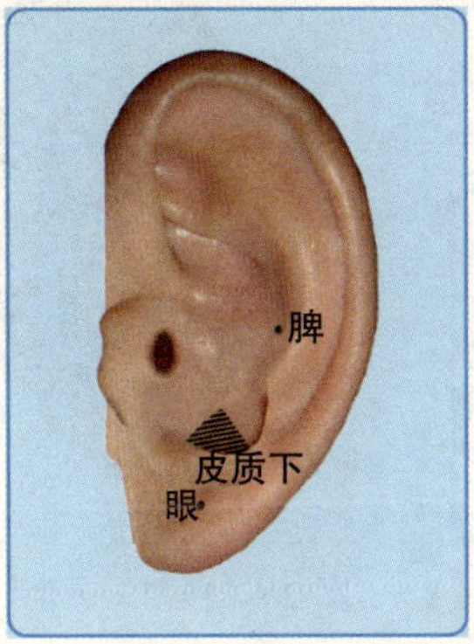

图2－57 重症肌无力主穴

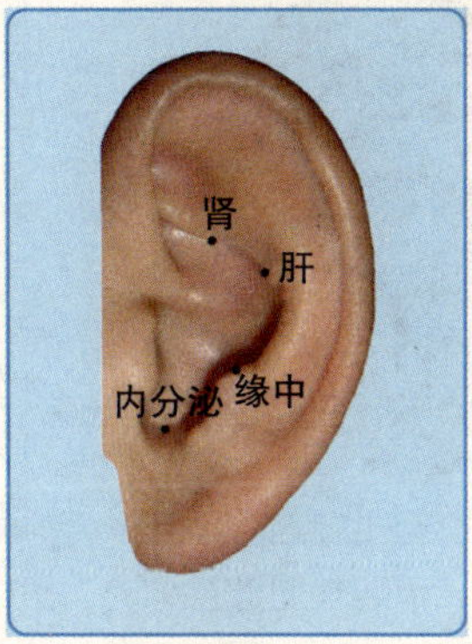

图2－58 重症肌无力配穴

第二十八节 单纯性肥胖症

肥胖指人体因各种原因引起的脂肪成分过多，显著超过正常人的一般平均量时称为肥胖。贮于皮下的脂肪约占脂肪总量的50%。肥胖者的体重增加是由于脂肪组织增多，而肌肉组织不增多或反见萎缩。当进食热量超过人体消耗量，多余的热量以脂肪形式储存于体内，使体重超过标准体重20%者为肥胖，超过10%者为超重；亦可根据身高、体重按体重质量指数［体重（kg）/身高^2（m^2）］计算，超过24为肥胖。世界卫生组织标准为：男性>27、女性>25为肥胖症。中医学认为肥胖是一种慢性代谢性疾病，系机体在饮食不节、摄食肥甘等因素的作用下，脏腑功能失调，导致水湿、痰浊、瘀热、膏脂等病理产物壅积体内而致。

【临床表现】

（1）成年人标准体重 ［身高（cm）－100］×90%＝标准体重（kg）。当体重超过标准体重的10%时，称为超重；超出标准体重的20%，称为轻度肥胖；超出标准体重的30%时候，称为中度肥胖；当超过50%时候称为重度肥胖。

（2）儿童标准体重 （年龄×2）＋8＝标准体重（kg）。当体重超过标准体重的10%时，称为超重；超出标准体重的20%，称为轻度肥胖；超出标准体重的30%时候，称为中度肥胖；当超过50%时候，称为重度肥胖。

【耳穴诊断】

（1）视诊　脾、胃、内分泌呈点状、片状红晕。

（2）电测　脾、胃、内分泌、渴点、饥点呈阳性反应。

【耳穴治疗】

（1）取穴　主穴（图2-59）取脾、胃、口、神门、内分泌、下屏，配穴（图2-60、图2-61）取肾上腺、皮质下、三焦、肺、小肠、渴点、饥点。

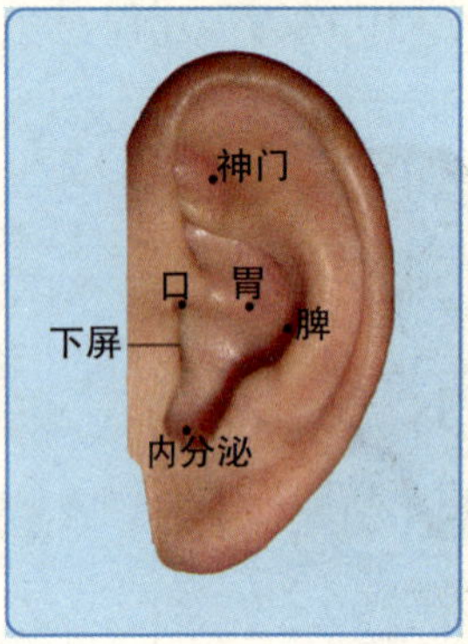

图2-59　单纯性肥胖主穴

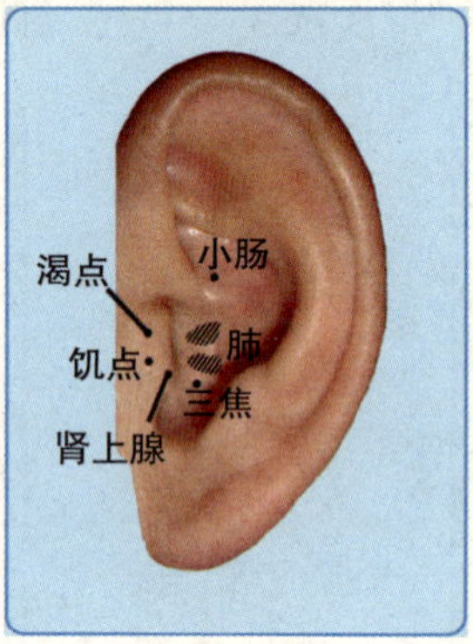

图2-60　单纯性肥胖配穴1

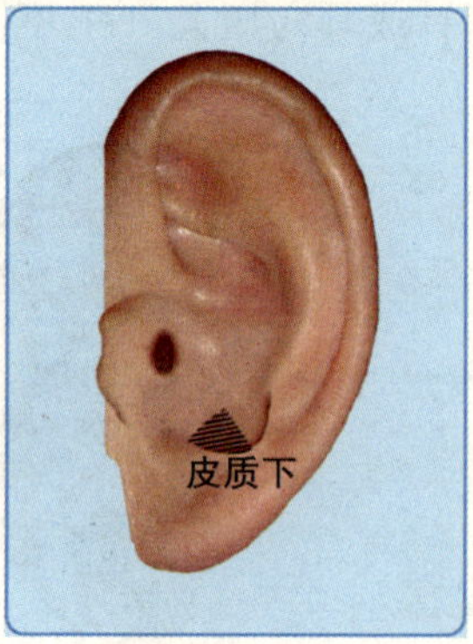

图2-61　单纯性肥胖配穴2

（2）治法

①压丸法：除取主穴外，再随症选用2~3个配穴。若属饮食过盛者，嘱咐患者吃饭前及感到饥饿时按压耳穴数分钟，每穴压80次以上。每次贴压一侧耳穴，两耳交替，隔日换贴1次，10次为一疗程，疗程间休息1周。

②耳针埋法：只取主穴。胃穴用皮内针。耳廓碘酒消毒，酒精脱碘后，口和神门穴埋针，胶布固定。每次一侧耳穴，两耳交替，每隔3~7天换1次。换埋针时间夏天短些，冬天长些。

③耳穴注射法：用2%普鲁卡因，或生理盐水注射双侧胃、下屏，每次0.5ml。第1周隔日注射1次，第2周注射2次，第3周埋针。埋针期间嘱咐患者进食前30分钟按压针2~3分钟，3周为一疗程，休息1周，连续治疗3个疗程。

第二十九节　阳　痿

阳痿是指阴茎不能勃起，或性交时勃起不坚，不能正常性交。引起阳痿的原因绝大多数是精神因素。常见疾病有神经系统病变、内分泌疾病、生殖器疾病、外科手术影响。中医学认为其病因和主证主要有：命火衰微、心脾受损、恐惧伤肾、湿热下注。

【临床表现】

阴茎不能勃起或性交时虽能勃起但不坚，或初勃起时虽坚，但接触女方时又软，导致不能进行正常的性生活，即可诊断为阳痿。

【耳穴诊断】

(1) 视诊　外生殖器、内生殖器有脱屑，或呈灰白色。

(2) 电探测或压痛法　内生殖器、外生殖器、肾、皮质下等穴位有敏感点。

(3) 扪诊法　内生殖器、外生殖器等穴区皱褶不平或脱屑。

(4) 耳穴染色法　内生殖器、外生殖器、肾等穴区呈小片状染色。

【耳穴治疗】

(1) 取穴（图2-62）　外生殖器、皮质下、内生殖器、缘中、肝。

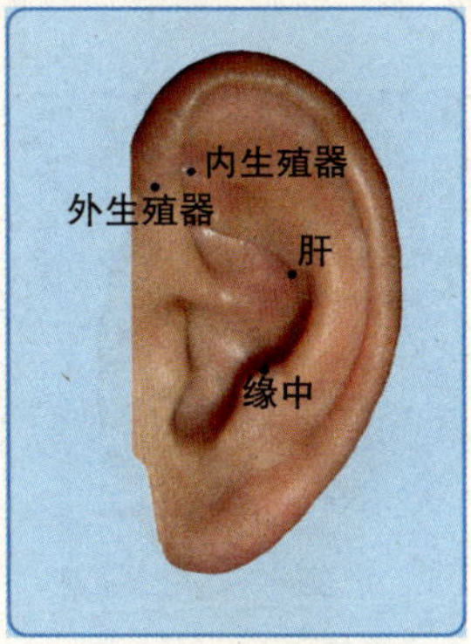

图2-62　阳痿取穴

(2) 方法

①耳穴压丸法：主穴全取，再根据证型选择1~3个配穴。虚证用补法，湿热下注用泻法，隔2~3天换另一侧耳穴。10次为一疗程，疗程间休息5~7天。

②耳穴埋针法：取穴及手法基本同耳穴压丸法，隔3~5天换埋另一侧耳穴。天气炎热时为防止感染，应缩短埋针时间，可隔日换1次。10次为一疗程，疗程间休息5~7天。

③耳毫针法：取穴和手法基本同耳穴压丸法。隔日治疗1次，留针20分钟，隔日治疗1次，每次取一侧耳穴。10次为一疗程，疗程间休息6~7天。

④耳穴药物注射法：药物用绒促性激素（绒膜激素），一般用500U的粉针剂溶于1ml注射用水中做耳穴注射用。取穴参考耳穴压丸法，每次取2~3个主穴，1~2个配穴，剩余药液注入中极、关元。每次一穴，两穴交替。每周注射1次，4次为一疗程，休息1个月继续下一疗程。

第三十节　遗　　精

男子进入青春期后，在无性交的情况下自发的射精，称遗精。遗精发生在晚上做梦时，称“梦遗”；清醒时发生的遗精称为“滑精”。身体健康的青壮年，在没有经常性生活的情况下，每月遗精1~3次，甚至更多一些，属生理正常现象。若遗精过频，一周数次或一夜几次，则为病态，应进行治疗。中医学将精液自遗现象称遗精或失精。有梦而遗者名为“梦遗”；无梦而遗，甚至清醒时精液自行滑出者为“滑精”。多由肾虚精关不固，或心肾不交，或湿热下注所致。

【临床表现】

在没有正常性生活的情况下，一周遗精数次或一夜几次，甚至午睡时也遗精，并且伴有头昏、头晕、乏力、腰膝酸软、心慌、精神不振等症状，即可诊断为遗精。虽一周遗精数次，但不伴有其他症状，仍属于正常现象。

【耳穴诊断】

(1) 视诊　内生殖器、艇角色红油润，或色白干燥甚至脱屑。

(2) 探测或压痛法　内生殖器、艇角、肾、心等穴有敏感点。

(3) 扪诊法　内生殖器穴区扪之皱褶不平。

(4) 耳穴染色法　内生殖器、艇角、肾等穴区呈点状或片状着色。

【耳穴治疗】

(1) 取穴　主穴（图 2－63）取内生殖器、心、肾、皮质下。配穴（图 2－64）：湿热下注加脾、三焦；劳伤心脾加脾、肾上腺；梦多加胰胆、肝、肾；失眠加神门；头痛加枕；前列腺炎加艇角；心慌盗汗加交感。

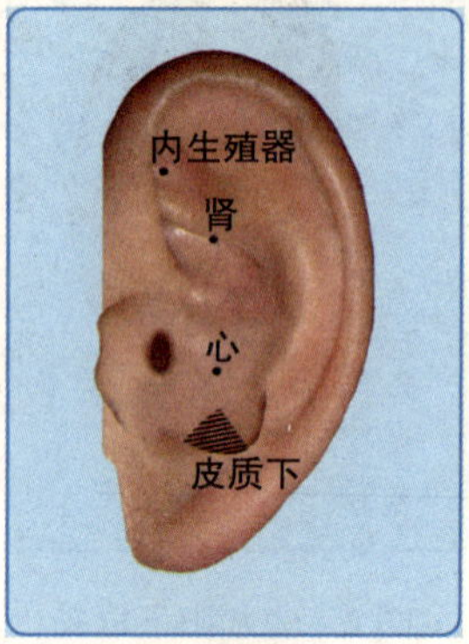

图 2－63　遗精主穴

(2) 方法

①耳穴压丸法：主穴全取，再根据证型选加配穴。湿热下注用泻法，一般用轻柔按摩手法。隔日换贴另一侧耳穴，10 次为一疗程，疗程间休息 5～7 天。嘱咐患者每日按压 4 次耳穴，并放松思想。

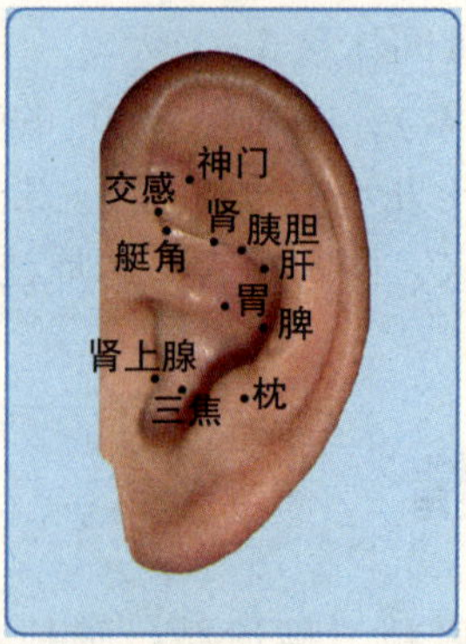

图 2－64　遗精配穴

②耳穴埋针法：取穴及手法同耳穴压丸法。隔1～3日换埋另一侧耳穴，10 次为一疗程，疗程间休息 5～7 天。

③耳毫针法：湿热下注导致的遗精常用耳毫针法。心、肾两穴用补法，内生殖器、皮质下、脾、三焦等穴位用泻法。每日或隔日治疗 1 次，10 次为一疗程，疗程间休息 5～7 天。

④耳穴磁疗法：取穴及手法同耳穴压丸法。用磁珠压贴，每次一侧耳穴，隔 2 天换贴另一侧耳穴。10 次为一疗程，疗程间休息 5～7 天。

⑤耳穴药物注射法：药物用黄芪注射液、当归注射液、丹参注射液、维生素 B_{12} 等均可，取穴同耳穴压丸法。每穴注射 0.1～0.2ml，每次一侧耳穴，隔 1～2 日注射 1 次，剩余药液注入中极、关元。疗程间休息 5～7 天。

第三章 外科疾病耳针疗法

第一节 落 枕

落枕又称“失枕”，即颈部伤筋，是急性单纯性颈项强直、疼痛，活动受限的一种疾病，是一侧背部肌肉扭伤、挫伤，或肌肉风湿痛，或因睡眠时体位不适等引起的肌肉疼痛、活动受限。在早晨起床后发病，一侧颈背牵拉酸痛，甚至向同侧背部及上臂扩散，颈项俯仰转侧活动均可受到限制，可有明显的压痛，肌肉痉挛，但无红肿发热。落枕是一种常见病，好发于青壮年，以冬春季多见。中医学认为本病属“痹证”，风寒湿侵袭颈背，血瘀气滞客于经脉，经络不通，气血运行受阻。病变涉及督脉、膀胱、大肠、小肠、三焦、胆等诸经。

【临床表现】

落枕的临床表现为晨起突感颈后部，上背部疼痛不适，以一侧为多，或有两侧俱痛者，或一侧重、一侧轻。多数患者可回想到昨夜睡眠位置欠佳，或有受凉等因素。由于疼痛，使颈项活动欠利，不能自由旋转，严重者俯仰也有困难，甚至头部强直于异常位置，使头偏向患侧。检查时颈部肌肉有触痛、浅层肌肉有痉挛、僵硬，触摸有“条索感”。

【耳穴诊断】

耳穴检查时，可在耳穴颈椎外侧及耳背的对应处测到阳性反应点。

【耳穴治疗】

（1）取穴（图 3－1） 颈、神门、皮质下、压痛点。

（2）治法

①耳穴压籽法：双侧主穴均用。取绿豆 1～2 粒，置于以市售活血止痛膏或伤湿止痛肓剪成的 1cm×1cm 的方块中，粘贴于所选耳穴，将边缘压紧。之后，按压该耳穴 0.5～1 分钟，手法由轻到重，至有热胀及疼感为佳，并嘱患者活动颈部 2～3 分钟。要求患者每日自行按压 3 次，贴至痊愈后去掉。

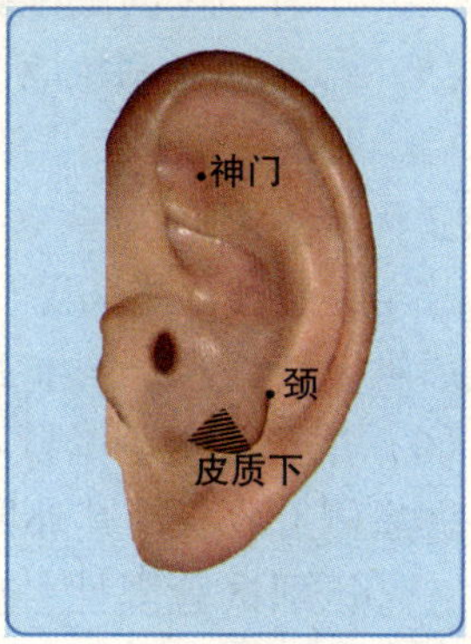

图 3－1 落枕取穴

②耳针：耳针埋穴于颈、枕区，以食指尖按压上述耳穴 5~10 分钟，或以食指端按摩上述耳穴。

第二节 神经根型颈椎病

神经根型颈椎病系指颈椎椎间盘退行性改变，及其继发性病理改变所导致神经根受压引起相应神经分布区疼痛为主要临床表现的总称。神经根型颈椎病是中老年人的常见病，多发病，男性多于女性，其发病率占各型颈椎病的 56.74%，重体力劳动者较多见。起病缓慢，有时可因一定程度的损伤诱发；过度低头，长时间低头作业也可诱发。可单侧发病，也可双侧发病。它是颈椎侧后方的突出物压迫或刺激颈神经根所引起。其症状有疼痛，疼痛为绞痛、钝痛或灼痛，颈部功能障碍，影响工作或睡眠。属中医学“痹证”、“颈肩痛”范畴。中老年人气血肝肾不足，不能濡养筋骨，加之劳累，起居不慎，风寒湿邪入侵，壅闭经络，侵袭筋脉致气血凝滞不行，肢体肌肤失之濡润而产生疼痛、麻木等症。中医学将神经根型颈椎病分为痹阻型、气滞血瘀型和肝肾亏虚型三大类。痹阻型见于神经根型颈椎病初期，也就是颈型颈椎病；神经根型颈椎病中期多伴有风寒湿等外邪侵袭，气滞血瘀；而肝肾亏虚型多见于神经根型颈椎病后期。

【临床表现】

神经根型颈椎病主要根据患者主诉中的根性症状，上肢腱反射及痛觉改变等体征，后颈部棘突、软组织拇指触诊及颈椎 X 线片所见，结合临床症状体征进行综合分析，大部分病例可及时正确诊断。临床上神经根型颈椎病的诊断依据如下。

（1）患者年龄多在 40~60 岁之间，男性多于女性。

（2）患者有颈肩臂部疼痛、手指麻木等症状，部分患者可并发椎动脉型颈椎病所致的眩晕症状。

（3）患者颈部旋转或后伸活动受限。

（4）患者移位的患椎棘突及关节囊部有明显压痛。

（5）部分患者颈椎 X 线侧位片可见患椎移位改变；在正侧位或斜位片示，椎体后缘及 Luschka 关节部骨质增生，或患椎移位出现的解剖位置的改变。结合临床症状和体征，这些 X 线片变化在定位诊断上有意义。有的颈椎生理前凸消失，甚至呈后凸。椎间隙变窄，椎体相邻有骨赘增生。可有颈椎滑脱、项韧带钙化或后纵韧带钙化。钩椎关节有骨赘突向椎间孔，椎间孔变小等。

（6）试验检查：①臂丛牵拉试验阳性：检查者一手扶患者头部的患侧，另一手握患侧上肢，将其外展 90°两手作反方向牵拉，若有放射性痛或麻木感即为阳性；②压颈试验阳性：患者端坐位，颈后伸，偏向患侧，检查者以左手托下颌，右手从头顶逐渐下压，或检查者双手掌放于头顶部，依纵轴方向施加压力时，患肢出现放射性疼痛加重者为阳性；③椎间孔挤压试验阳性：患者头偏向患侧，术者用左手掌放于患者头顶部，右手握拳，轻轻叩击左手背部，患肢有放射性疼痛者为阳性。

【耳穴诊断】

（1）望诊 颈椎穴呈结节状或珠状、条索状或高低不平的隆起，有症状时呈点状红晕或暗红色的色泽改变。部分患者呈片状增厚，边缘红晕。根据其反应部位可区别颈椎病的病变部位。

（2）触诊 在颈椎穴可触及结节状或珠状、条索状物，有明显压痛，有时肾穴也有压痛。

【耳穴治疗】

（1）取穴（图3－2） 颈、颈椎、神门、肝、肾、枕、肩。

（2）操作方法 患者取坐位，术者用两拇指将两粒绿豆分别压于两侧耳穴上，两食指放在耳后与耳穴相应部位进行按摩。采用按压法和按揉法顺时针方向按揉，两种方法交替使用。手法要稳健，以局部出现热、胀、痛感为宜。

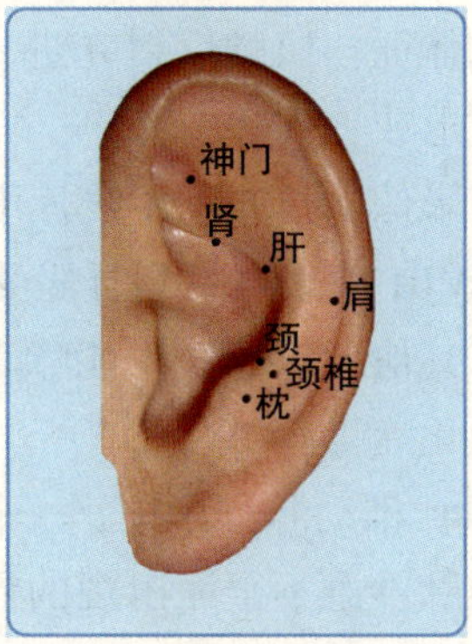

图3－2 神经根型颈椎病取穴

第三节 颈椎病

颈椎病又称颈椎综合征，是颈椎骨关节炎、增生性颈椎炎、颈神经根综合征、颈椎间盘脱出症的总称，是一种以退行性病理改变为基础的疾患。主要由于颈椎长期劳损、骨质增生，或椎间盘脱出、韧带增厚，致使颈椎脊髓、神经根或椎动脉受压，出现一系列功能障碍的临床综合征。表现为颈椎间盘退变，如椎节失稳、松动，髓核突出或脱出，骨刺形成，韧带肥厚和继发的椎管狭窄等，刺激或压迫了邻近的神经根、脊髓、椎动脉及颈部交感神经等组织，并引起各种各样症状和体征的综合征。本病属中医学“痹证”范畴，临床辨证主要分为肝肾亏虚、风寒湿痹两种类型。

【临床表现】

（1）神经根型颈椎病 神经根型颈椎病是一种最为多见的颈椎病，临床以与脊神经根分布区相一致的感觉、运动及反射障碍为主。

①具有典型的根性症状，其范围与受累椎节颈脊神经所支配的区域相一致。痛点封闭无效。

②臂丛神经牵拉试验、压颈试验阳性。

③X显示钩椎关节增生，椎体骨刺，颈椎生理曲度变直或消失，椎间隙变

窄，椎间孔变窄，颈椎不稳等。X线片上的异常所见在节段上和临床表现一致。

④除外导致根性症状的颈椎的其他病变。

（2）脊髓型颈椎病　脊髓型颈椎病主要是因压迫或刺激脊髓而出现髓性感觉、运动与反射障碍，故称之。

①临床表现：脊髓受压后引起的上肢、下肢或四肢的无力、麻木，动作笨拙，动作失灵，协调性差，步态不稳，易跌倒，胸部可有束带感。

②体征：肌腱反射亢进，肌张力升高，Hoffmann征、Babinski征阳性，感觉障碍减退或丧失。

③影像学检查：X线片可见颈椎管狭窄，椎体后缘骨质增生及其他颈椎退行性变；MRI检查可见到脊髓受压的原因和程度，脊髓呈波浪状、变细或念珠状。

④其他导致四肢功能障碍的疾患：如脊髓肿瘤、脊髓空洞症、脊髓结核、多发性硬化症等。

（3）椎动脉型颈椎病　椎动脉型颈椎病是因椎动脉受压或刺激而造成椎－基底动脉供血不全而出现的症候群。

①临床表现：颈性眩晕（椎－基底动脉缺血征）和猝倒史。多伴有较明显的交感神经症状。

②旋颈诱发试验阳性。

③X线片：显示钩椎关节增生、椎关节失稳。

④除外眼源性、耳源性眩晕及椎动脉第一段（进入颈椎横突孔之前的椎动脉）病变引起的椎－基底动脉供血不足。

⑤椎动脉造影和椎动脉血流检测可协助定位，但不能作为诊断依据。

【耳穴诊断】

（1）视诊　颈椎穴隆起变形，呈结节状或串珠状或软骨向下延伸增生。

（2）触诊　颈椎及向下增生的软骨可触及条索、凹凸不平。

（3）电测　颈椎穴呈阳性反应。

【耳穴治疗】

（1）处方1

①选穴（图3－3）：颈椎、交感、神门。

②操作：患者取坐位或卧位，常规消毒，用5分毫针浅刺达软骨，强刺激，留针20～30分钟，每日或隔天1次。

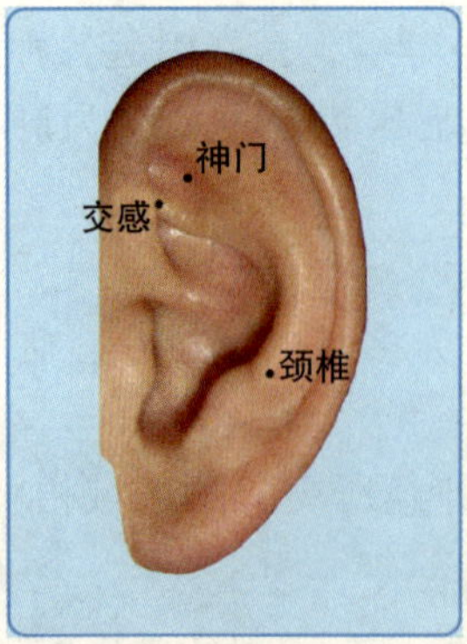

图3－3　颈椎病取穴1

③适应证：有外伤史及久坐垂首职业者，肩

臂痛，手指麻木，劳累后加重，活动不利，肩胛上下窝及肩头有压痛者。

（2）处方2

①选穴（图3－4）：颈椎、肾上腺、肝。

②操作：患者取坐位或卧位，常规消毒，用5分毫针浅刺达软骨，强刺激，留针20～30分钟，每日或隔天1次。

③适应证：病程较长，主要表现为肩臂痛，四肢麻木，伴头晕眼花，耳鸣耳聋，腰膝酸软，遗精、遗尿者。

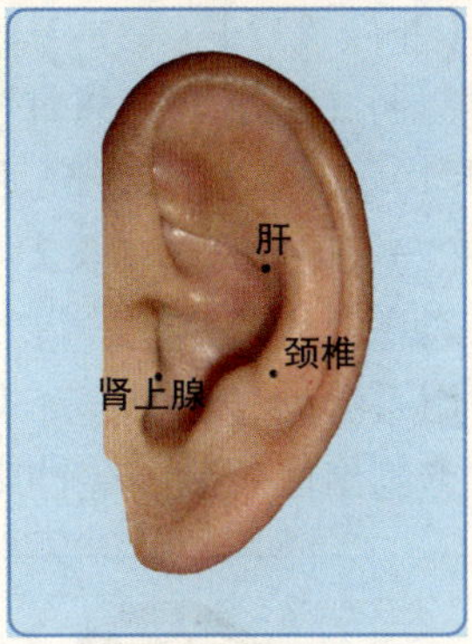

图3－4　颈椎病取穴2

第四节　肩周炎

肩周炎（全称肩关节周围炎）是发生于肩关节周围软组织（肩关节囊、肩关节周围韧带、肌腱及滑囊）的退行性变和慢性无菌性炎症，俗称“冻结肩”、“喙突炎”、“漏肩风”、“五十肩”，是常见病、多发病，多为单侧发病，左侧较右侧多见，少数可双侧同时发病。多发于中老年人（与肩关节易发生退变的年龄一致），女性稍高于男性。最早记载肩周炎症状和治疗的医学著作是晋代的《针灸甲乙经》，称其为“肩胛周痹”，并描述其症状“肩痛不可举，引缺盆痛”。至隋唐以后，进一步完善了其病因病机，认为其发病与体虚、劳伤、风寒湿邪及筋骨损伤有关。至明清以后，根据其病因病机及临床症状而命名为“漏肩风”和“锁肩风”等。

本病属于中医学“痹证”范畴，其病机有虚实之分。实证者，外感风寒湿邪，筋脉阻滞，气血运行不畅，产生疼痛。虚证者，一是因为过度劳倦，或受外伤，损及筋脉，导致肩部气血阻滞，肩周围疼痛及活动受限；二是由于年老体弱，脏气虚衰，肩部筋脉及肌肉失于气血的滋养，易受风寒湿邪侵袭而发生肩周炎。

【临床表现】

本病主要症状是肩部周围疼痛、牵涉到上臂及前臂，活动时疼痛加剧，重者不敢摆动患肢。急性期疼痛剧烈，患者多从夜间痛醒，难以入睡。早期因肩关节周围疼痛会引起局部肌肉痉挛，使肩关节活动受限。后期肩关节周围软组织广泛粘连，导致上肢的外展、外旋、后伸活动受限。患病较久者，可出现肩部肌肉萎缩，影响洗脸、梳头等日常活动。

【耳穴诊断】

（1）视诊　肩穴部呈点片状白色或褐色隆起变形。

（2）触诊　肩穴部凹凸不平，并可触及条索。

（3）电测　肩穴部呈阳性反应。

【耳穴治疗】

初期（痉挛期）可针治；粘连期不可针治。

（1）取穴（图3－5、图3－6） 主穴取肩、神门。配穴取肝、脾、内分泌。

（2）治法 主穴取2～3穴，酌加配穴。探得敏感点或阳性反应物后，用5分普通毫针快速刺入，得气后，行捻转手法，中强度刺激，约持续0.5～1分钟。在运用手法的过程中，令患者适量活动患肩。疼痛较剧烈者，肩或肩关节穴用三棱针点刺出血数滴。毫针刺每日1次，刺血隔2～3日1次。

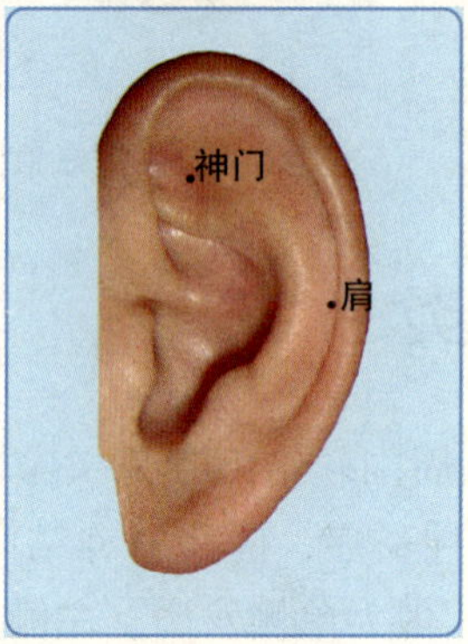

图3－5 肩周炎取穴1

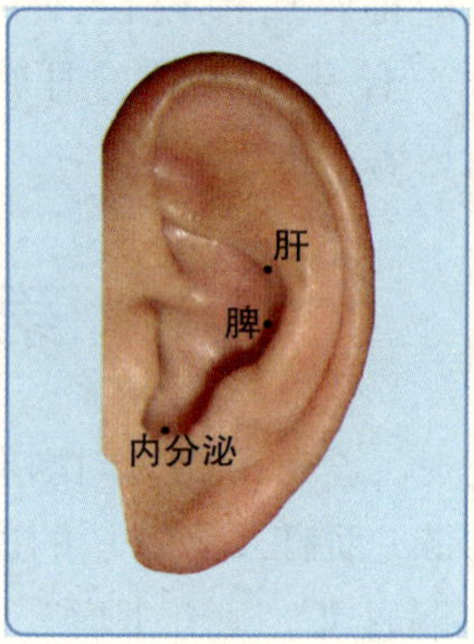

图3－6 肩周炎取穴2

第五节 急性腰扭伤

急性腰扭伤是腰部肌肉、筋膜、韧带等软组织因外力作用突然受到过度牵拉而引起的急性撕裂伤，常发生于搬抬重物、腰部肌肉强力收缩时。急性腰扭伤可使腰骶部肌肉的附着点、骨膜、筋膜和韧带等组织撕裂。中医学认为腰痛除可受不同程度的外力而引起，也与肾虚、外感风寒湿热有密切关系。在辨证施治时应重视气血损伤、风寒湿邪和肾气内虚等几方面。

【临床表现】

（1）有明显外伤史。应详细询问腰部受伤时的具体细节，对诊断有重要帮助。

（2）腰部有明显的疼痛部位及局限性压痛点。注意压痛的程度和部位的深浅及范围。

（3）腰背痛伴有腰肌紧张与脊柱侧弯，或牵扯性下肢疼痛。

（4）韧带损伤，在腰前屈时疼痛明显或加重、伸腰时无显著改变。肌肉和筋膜损伤，转动伸屈腰部时均可使疼痛加重。在前屈姿势下旋转腰部，若活动受限或疼痛增剧，则系腰椎小关节的损伤。

（5）X线拍片检查多无明显异常提示。除疑有骨折外，多数病例不必拍片。

【耳穴诊断】

（1）视诊　对耳轮腰椎部呈点片状红润。

（2）触诊　对耳轮腰椎部有压痕、刺痛。

（3）电测　对耳轮腰椎部呈阳性反应。

【耳穴治疗】

（1）取穴　主穴（图3－7）取腰痛点、阿是穴。配穴取腰骶椎、神门、肾、交感、内分泌。腰痛点位置：在对耳轮上脚与对耳轮下脚起始部的突起下方处。阿是穴位置：对耳轮正中压痛点。

（2）治法　主穴以0.5～1寸28号毫针进针后迅速捻转，患部有酸胀、烧灼感时活动腰部，10～30分钟后起针。余穴用王不留行敷贴，嘱患者每日按压3～4次，每次每穴按压5～6下，隔日换药1次。

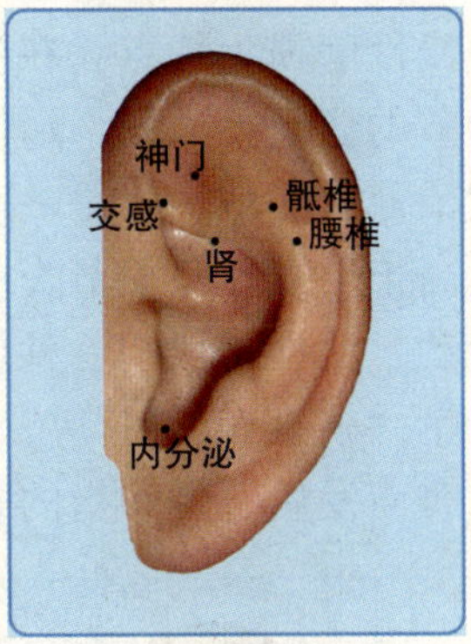

图3－7　急性腰扭伤取穴

第六节 腕部扭伤

腕部的结构复杂，加之腕关节可作掌屈、背伸、尺偏、桡偏和环转活动。由于腕关节运动的方向多、范围大、活动频繁，故易发生扭伤。多由于不慎跌扑，腕关节突然背伸手掌着地，或提物不慎，致使筋脉受损，气血凝滞。《诸病源候论》曰："腕关节损伤，皆是卒然致损，故气血隔绝，不能周荣。"

【临床表现】

腕关节扭伤，多有明显的外伤史。伤后出现腕部无力，腕关节活动不灵。轻伤，一般无明显肿胀，疼痛不甚，仅在大幅度活动腕关节时始有疼痛。严重扭伤，可见腕部肿胀、疼痛较重，不能活动腕关节或活动时疼痛加剧。

【耳穴诊断】

（1）视诊　平耳轮结节突起处的耳舟部呈点片状红润。

（2）触诊　平耳轮结节突起处的耳舟部有压痕、刺痛。

（3）电测　平耳轮结节突起处的耳舟部呈阳性反应。

【耳穴治疗】

（1）取穴（图3－8）主穴取腕、神门、交感、缘中。

（2）治法　用王不留行贴压，中强度刺激。

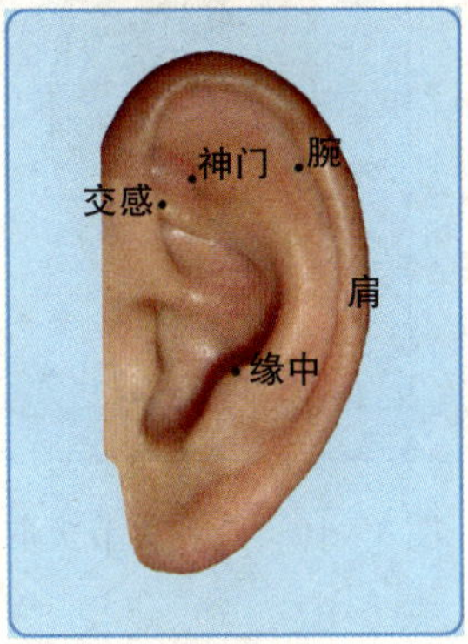

图3－8　腕部扭伤取穴

第七节 膝骨关节炎

膝骨关节炎是最常见的关节炎，一般认为是慢性进行性退化性疾病，以软骨的慢性磨损为特点。在疾病的初期，没有明显的症状，或症状轻微，常表现为关节的僵硬不适感，活动后好转。遇剧烈活动可出现急性炎症表现，休息及对症治疗后缓解。它是一种常见病，多发生于40岁以上的中老年人，女性患病率高于男性。膝关节炎的病因比较复杂，包括慢性损伤、肥胖、老化、超负荷运动、饮食、性别、种族、环境、细胞因子以及免疫因素等。膝关节炎属于中医学“痹证”、“骨痹”、“膝痹”范围，其病因主要由于年老体虚，加以外邪侵袭而发病。外邪指的是风、寒、湿、热等自然界的气候变化。中医学认为当人近50岁时，肝肾气血衰少，而肝主筋、肾主骨，与筋骨的关系非常密切，肝血不能养筋、肾精不能充骨，加以正气虚弱，不能抵抗风、寒、湿等外邪，风、寒、湿三气夹杂乘虚而入，导致发病。

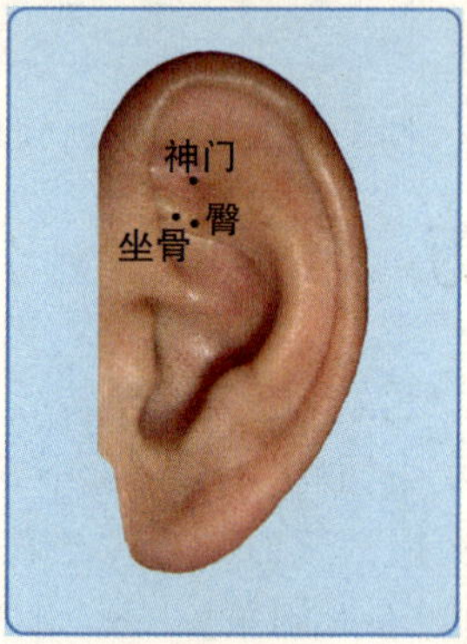

图3－9 膝骨关节炎取穴1

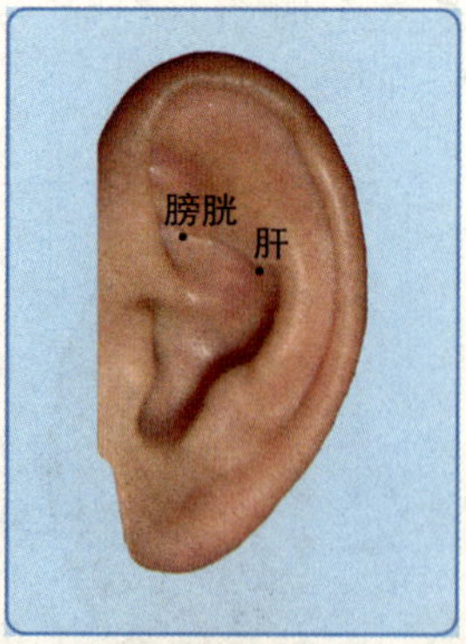

图3－10 膝骨关节炎取穴2

【临床表现】

膝骨关节炎主要有疼痛、肿胀、畸形、运动障碍等四大症状，各症状还有不同兼症和特点，如有些伴有膝关节腔积液、晨僵以及弹响声等。

【耳穴诊断】

电测 臀穴、髋穴、坐骨穴、膝关节穴、腓肠肌穴、踝穴、跟穴、趾穴均呈良导反映。

【耳穴治疗】

（1）取穴（图3－9、图3－10） 主穴取坐骨、臀、神门，配穴取膀胱、肝及相应部位。

（2）方法 通过刺激耳廓的穴区来达到疏通经络、扶正祛邪的作用。每次取3～5穴，用0.5寸毫针直刺，留针20分钟，每日1次，两耳交替使用，10次为一疗程。

第八节　肱骨外上髁炎

肱骨外上髁炎因网球运动员而易患又称为网球肘，家庭主妇、砖瓦工、木工等长期反复用力做肘部活动者也易患此病。其特点是肘关节外侧疼痛，用力握拳及前臂作旋前伸肘动作（如绞毛巾、扫地等）时加重，局部有多处压痛，而外观无异常。本病属中医学“伤筋”、“肘痛”等范畴。此系肘部外伤或劳损、或外感风寒湿邪致使局部气血凝滞，络脉瘀阻而发病。

【临床表现】

（1）肘外侧疼痛，疼痛呈持续渐进性进展。做拧衣服、扫地、端壶倒水等动作时疼痛加重，常因疼痛而致前臂无力，休息时疼痛明显减轻或消失而外观无异常。患处有些肿胀，可摸到骨质的增生隆起，压痛明显。欲确诊此病，可做旋臂屈腕试验，方法是将肘关节伸直，腕部屈曲，然后将前臂尽量向后、向外旋转，此时如果肘部疼痛加剧，即说明是患了网球肘。

（2）肘外侧压痛，以肱骨外上髁处压痛明显，前臀伸肌群紧张试验阳性，伸肌群抗阻试验阳性。

【耳穴诊断】

（1）视诊　局部无红肿。耳穴肘部有条索状隆起。

（2）触诊　用手指压迫肱骨外上髁附近，患者立刻就会感到疼痛。

【耳穴治疗】

（1）取穴（图3－11）　肘、肾上腺、神门。

（2）操作　贴压法、强刺激。在耳廓前后相对肘穴，贴压时施以强刺激手法。耳压2～3次即可痊愈。

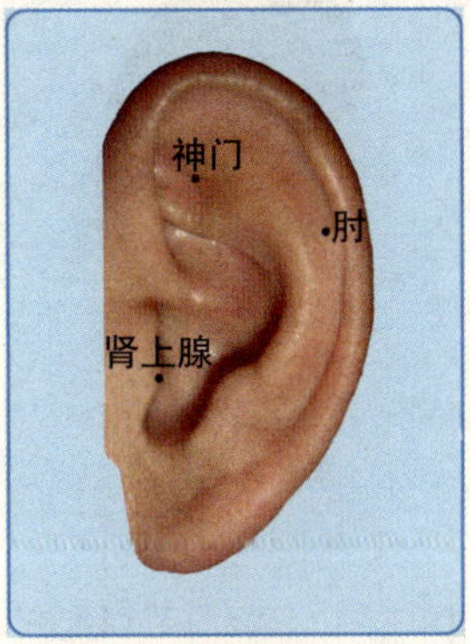

图3－11　肱骨外上髁炎取穴

第九节　腰肌劳损

腰肌劳损是指腰部肌肉、筋膜与韧带等软组织的慢性损伤，是腰腿痛中最常见的疾病，又称为功能性腰痛、慢性下腰劳损等。腰肌劳损属中医学的“腰痛”、“痹证”等范畴，是由于长期反复地腰部劳损，或因腰部肌肉急性损伤未予及时治疗或治疗不当，或因反复损伤，或因腰部受寒湿造成腰部气血不畅或瘀血滞留所致。

【临床表现】

(1) 腰部酸痛或胀痛，部分刺痛或灼痛。

(2) 劳累时加重，休息时减轻；适当活动和经常改变体位时减轻，活动过度又加重。

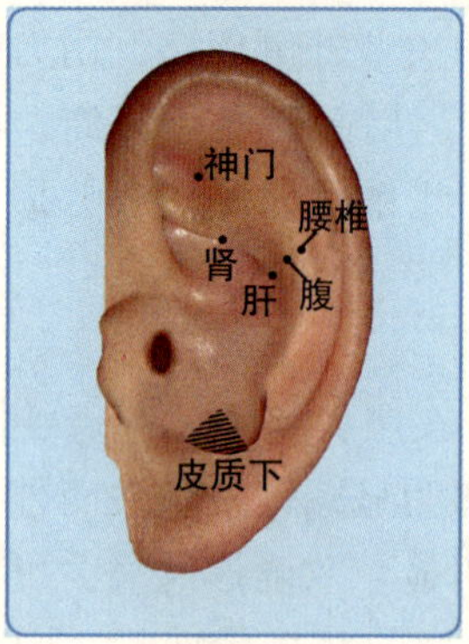

图 3-12 腰肌劳损主穴

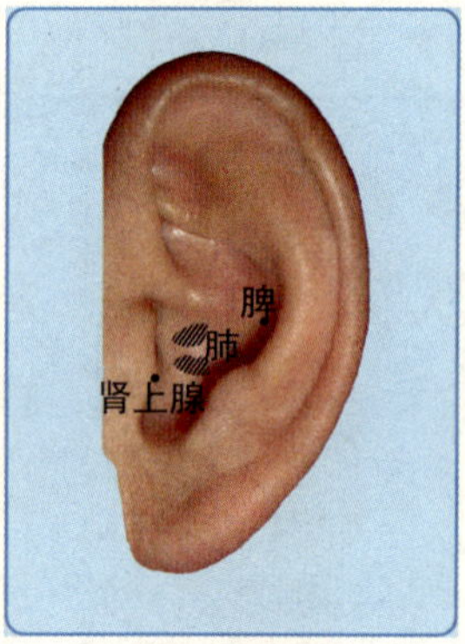

图 3-13 腰肌劳损配穴

(3) 不能坚持弯腰工作。常被迫时时伸腰或以拳头击叩腰部以缓解疼痛。

(4) 腰部有压痛点，多在骶棘肌处，髂骨脊后部、骶骨后骶棘肌止点处或腰椎横突处。

(5) 腰部外形及活动多无异常，也无明显腰肌痉挛，少数患者腰部活动稍受限。

【耳穴诊断】

(1) 视诊　与损伤部位相应的腰，骶穴上呈点状或白色片状，部分患者点状或片状增厚。

(2) 触诊　与损伤部位相应的耳穴有压痛，肝穴、肾穴均有压痛。在腰、骶二穴可触及皮内结条或条索状，片状隆起。

(3) 电诊　与损伤部位相应的耳穴呈阳性，肝穴亦可呈阳性反映。

【耳穴治疗】

(1) 取穴　主穴（图 3-12）取腹、腰椎、肝、肾、神门、皮质下，配穴（图 3-13）取肾上腺、肺、胰。

(2) 操作方法　用毫针治疗或者用耳穴贴压、激光、电刺激等方法，5~10 次为一疗程。疗程间隔 1 周左右，视情况进行下一疗程。

第十节　痛风性关节炎

痛风性关节炎是由于尿酸盐沉积在关节囊、滑囊、软骨、骨质和其他组织中而引起病损及炎性反应，它多有遗传因素和家族因素，好发于 40 岁以上的男性，多见于拇趾的跖趾关节，也可发生于其他较大关节，尤其是踝部与足部关节。

痛风的发生与饮食结构有关，海鲜、鱼虾、肉类及饮酒过多引起嘌呤代谢紊乱，产生尿酸及尿酸盐蓄积，使双足及双手指关节疼痛，严重时尿酸蓄积过多，痛风结石沉积可使足、指关节变性，活动障碍。当饮食控制得当，也可防止痛风发作。本病属于中医学的“痹证”、“痛风”、“历节”等范畴，是指因外邪阻滞经络，气血凝滞，肝肾两虚引起的关节肌肉疼痛麻木、重着、屈伸不利的病症，慢性患者多有僵硬、痛风史、肾脏病变等。可分为郁热证、痰瘀痹阻证、久痹正虚证等3个证型。

【临床表现】

（1）急性关节炎发作1次以上，在1天内即达到发作高峰。

（2）急性关节炎局限于个别关节。整个关节呈暗红色。第一拇指关节肿痛。

（3）单侧跗骨关节炎急性发作。

（4）有痛风史。

（5）高尿酸血症。

（6）非对称性关节肿痛。

（7）发作可自行停止。

凡具备上述条件3条以上，并可排除继发性痛风者即可确诊。

【耳穴诊断】

(1）视诊　耳廓有数目不等白色结节——痛风石。

（2）触诊　结节质硬。

（3）电测　肾、相应部位呈阳性反应或强阳性反应。

【耳穴治疗】

（1）取穴（图3－14）　肾、相应阳性反应部位。

（2）操作方法　耳穴治疗以调整机体代谢功能，防止酸盐蓄积，增强肾脏利尿作用，防止肾结石。配合饮食控制，多饮矿物质水，阻止积石累积，预防痛风发作。用毫针治疗或者用耳穴贴压、激光、电刺激等方法，5～10次为一疗程。

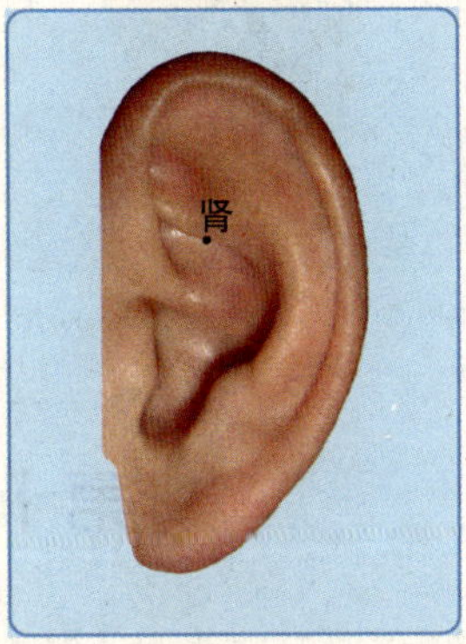

图3－14　痛风性关节炎取穴

第十一节　肋软骨炎

肋软骨炎是指发生在肋软骨部位的慢性非特异性炎症，又称非化脓性肋软骨炎、肋软骨增生病。其病因不明，一般认为与劳损或外伤有关，在人们搬运重物，急剧扭转或因胸部挤压等使胸肋关节软骨造成急性损伤，或因慢性劳损或伤风感冒引起的病毒感染等，导致胸肋关节面软骨的水肿，增厚的无菌性炎症反应而发病。在冬春季节发患者较多，多见于中年女性。肋软骨炎属于“骨痹”范畴，常因到中年后肾气渐衰退，或因旧病体虚、疲劳过度、起居房室不节等，都会导致肾精亏损，精气不足则骨髓空虚，致肋软骨萎、软、脆、弱，甚至发生骨骼增生而致病；或因风、寒、湿邪之侵袭，以致经络气血流行失畅，痹阻不通，而发生局部肿痛。

【临床表现】

（1）惟一症状是局部疼痛，有时向肩部或背部放散。以第二、三肋软骨多见。也可侵犯胸骨柄、锁骨内侧端和前下诸肋软骨。咳嗽和上肢活动时，疼痛加重。

（2）检查可发现患处肋软骨肿胀，隆起并有压痛。表面光滑，边缘规则，皮肤无红肿。呼吸疼痛甚者有憋气的症状，口微苦，肋骨膜增厚，水肿。

【耳穴诊断】

（1）视诊　胸、肋、肝呈点片状红晕。

（2）触诊　胸、肋、肝、神门、肾上腺有压痛。

（3）电测　胸、肋、肝、神门、肾上腺呈阳性反应。

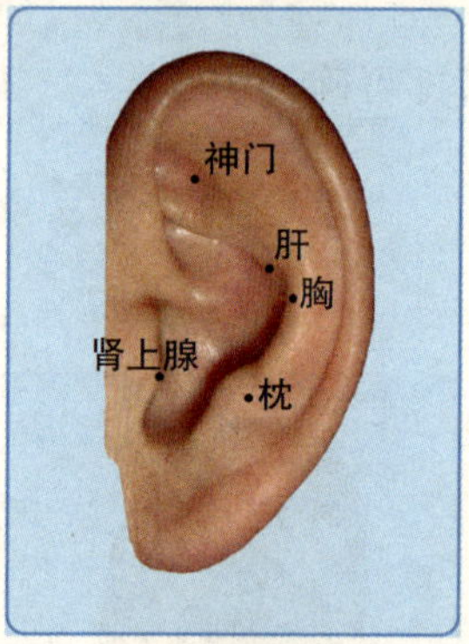

图 3 – 15　肋软骨炎取穴

【耳穴治疗】

（1）取穴（图 3 – 15）　胸、肋、神门、肾上腺、肝、枕。

（2）操作方法　患者取坐位，术者用两拇指将两粒绿豆分别压于两侧耳穴上，两食指放在耳后与耳穴相应部位进行按摩。采用按压法和按揉法顺时针方向按揉，两种方法交替使用。手法要稳健，以局部出现热、胀、痛感为宜。

第十二节　颈肩肌筋膜炎

颈肩肌筋膜炎是由致病因子侵犯颈、肩、背部的纤维组织使之产生损伤及无菌性炎症，由此而引起广泛的颈、肩、背部肌疼痛及痉挛等一组临床表现。颈、肩、背部软组织在遭受急性损伤未愈或长期慢性劳损后可使肌肉、筋膜、韧带、关节囊、骨膜、脂肪、肌腱等产生不同程度的创伤性无菌性炎症反应。上呼吸道感染或其他引起发热的炎症、气候改变如寒冷潮湿及身体过度劳累均为诱发因素。颈肩部肌筋膜炎为临床常见病，属中医学“痹证”范畴，多因劳损、肝肾亏虚或外邪侵犯而致脉络、经筋受损，气血运行壅滞，瘀血内积，闭塞不通。

【临床表现】

颈肩背部广泛疼痛、酸胀、沉重感、麻木感，僵硬、活动受限，可向后头部及上臂放散。疼痛呈持续性，可因感染、疲劳、受凉、受潮等因素而加重。查体见颈部肌紧张，压痛点常在棘突及棘突旁斜方肌、菱形肌等，压痛局限，不沿神经走行放散。该病发病缓慢，病程较长。X 线多为阴性结果。

【耳穴诊断】

（1）视诊　对耳轮下端外侧缘，边缘不齐，色白。

（2）触诊　可触及软骨变形发硬。

（3）电测　颈肩部位呈阳性反应。

【耳穴治疗】

（1）取穴　主穴（图 3－16）取肩关节，肩，肩三角（颈椎 3～4、锁骨、耳大神经点），颈三角耳大神经点背面，颈 3～4、6～7 背面，神门。配穴(图 3－17)取肝、脾、内分泌、轮 3、轮 4 放血。穴位配伍：在主穴基础上，兼见肝郁者加肝，兼纳差者加脾，若疼痛甚或见红肿热痛炎症较重者加轮 3、轮 4 放血，兼风湿者加内分泌。

（2）操作　在选取的穴位压籽后按压数秒，待耳廓充血发热。瞩患者每日适当活动患肢，每日自行按压 3～4 次，每次 1～10 分钟，按压同时主动活动颈肩部。

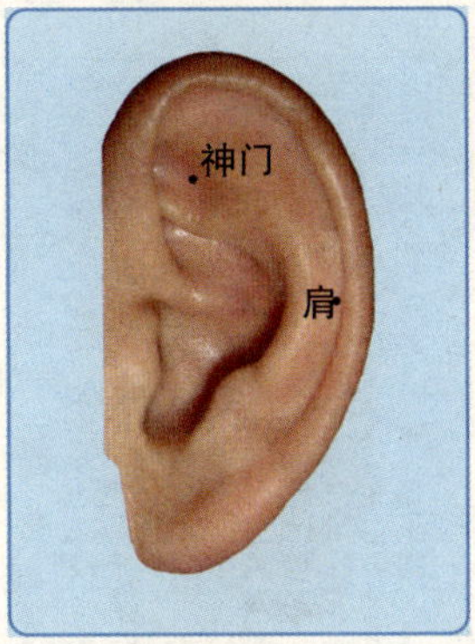

图 3－16　颈肩肌筋膜炎主穴

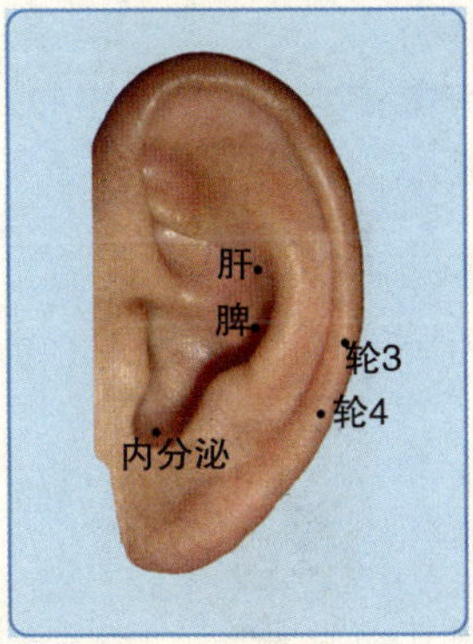

图 3－17　颈肩肌筋膜炎配穴

第十三节　坐骨神经痛

坐骨神经痛是指坐骨神经病变，沿坐骨神经通路即腰、臀部、大腿后、小腿后外侧和足外侧发生的疼痛症候群。

坐骨神经由腰 5～骶 3 神经根组成。按病损部位分根性和干性坐骨神经痛两种，前者多见。根性坐骨神经痛病变位于椎管内，病因以腰椎间盘突出最多见，其次有椎管内肿瘤、腰椎结核、腰骶神经根炎等；干性坐骨神经痛的病变主要是在椎管外坐骨神经行程上，病因有骶髂关节炎、盆腔内肿瘤、妊娠子宫压迫、臀部外伤、梨状肌综合征、臀肌注射不当以及糖尿病等。本病多发生于成年男性，起病多为急性或亚急性。此病属中医学中“痹证”、“腰腿痛”、“伤筋”等病。系由风寒湿邪客于经络，致经气阻塞不能畅通而发作疼痛。

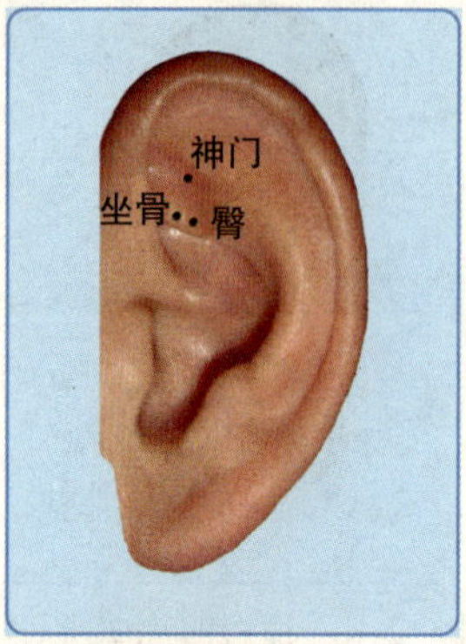

图3－18　坐骨神经痛取穴1

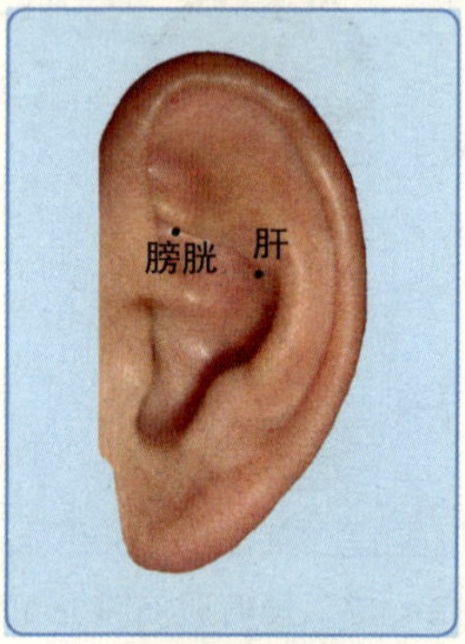

图3－19　坐骨神经痛取穴2

【临床表现】

坐骨神经痛的疼痛特点是呈钝痛、刺痛或烧灼感，持续性并阵发性加剧。疼痛从腰骶至臀沿下肢向远端放射，弯腰或活动下肢时加重。直腿抬高征阳性是本病的特征性体征。此外，腰椎4～5及腰5～骶1之间往往有压痛，其痛可因咳嗽、喷嚏、弯腰加重。

【耳穴诊断】

根据全息理论在耳诊的坐骨神经、臀区有小结节、红色小疹或皮肤颜色及形状异常。

【耳穴治疗】

（1）取穴（图3－18、图3－19）　主穴取坐骨、臀、神门，配穴取膀胱、肝及相应部位。

（2）治法　先针患侧主穴，如效不佳，再针对侧或酌加配穴。针刺入耳穴后，反复捻转，刺激宜强，待耳廓局部潮红、发热，留针0.5～2小时。其间可间断予以捻转刺激或接通电针仪行持续刺激，用疏密波。取针后，对未采取的耳穴贴敷王不留行做压丸刺激。耳针每日1次，重者2次，10次为一疗程。针刺或压丸刺激宜多活动患肢。

第十四节　腱鞘囊肿

腱鞘囊肿是发生于关节囊或腱鞘附近的囊性肿物，是一种关节囊周围结缔组织退变所致的病症。囊内含有无色透明或橙色、淡黄色的浓稠黏液，多发于腕背部、腕掌面、指背面和掌面、足背部、膝关节侧面和腘窝等处亦常见。患者多为青壮年，女性多见。本病属中医学“筋结”、“筋瘤”范畴，系外伤筋膜，邪气所居，郁滞运化不畅，水液积聚于骨节经络而成。多因患部关节过度活动、反复持重、经久站立等，劳伤经筋，以致气津运行不畅，凝滞筋脉而成。

【临床表现】

腱鞘囊肿发病后以半球样隆起于皮下浅表，柔软可推动，多发于腕部中央为主要临床特征。腕背或足背部缓慢发展的囊性肿物，呈圆球状，表面光滑，边界清楚，质软，有波动感，无明显自觉症状或有轻微酸痛；囊液充满时，囊壁变为坚硬，局部压痛。触摸时皮下饱满并有波动囊样感，伴有腕部无力，不适或疼痛，多为酸痛或放射性痛，可有一定的功能障碍。

【耳穴诊断】

（1）视诊　指穴部呈点片状白色或褐色隆起变形。

（2）触诊　指穴部凹凸不平，并可触及条索。

（3）电测　指穴部呈阳性反应。

【耳穴治疗】

（1）取穴（图 3－20）　指、神门、肾上腺、内分泌、肝、脾。

（2）治疗方法　采用毫针刺法。单耳或双耳取穴，每日或隔日 1 次，每次留针 10～20 分钟，中、强刺激量，每 5 分钟捻针一回。5～7 次为一疗程，疗程间隔 3～5 天。

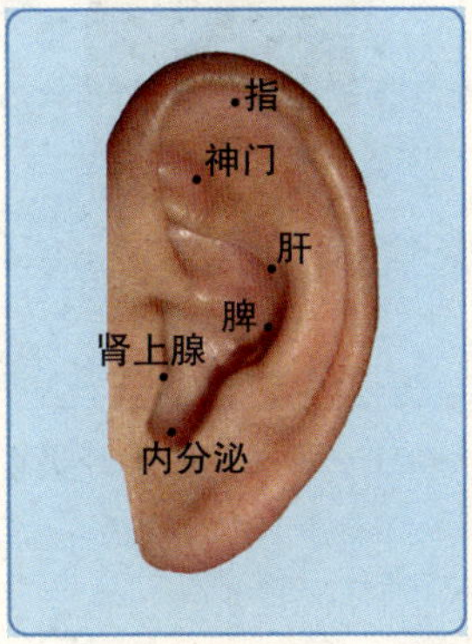

图 3－20　腱鞘囊肿取穴

第十五节　股外侧皮神经炎

股外侧皮神经炎是一种较常见的周围神经性疾病，其临床表现为一侧或双侧大腿外侧皮肤有蚁行感、麻木或疼痛，站立或步行过久可加重；局部皮肤感觉减退或过敏，但无肌萎缩或运动障碍。股外侧皮神经的任何一段受到损伤均可引起本病，如脊椎增生性骨关节病、强直性脊柱炎、腰椎间盘病变可压迫刺激该神经引起本病。此外，全身性疾病如痛风、糖尿病、肥胖、风湿热、梅毒、乙醇中毒甚至流感都可导致股外侧皮神经发生炎症，而致本病的发生。股外侧皮神经炎，也称感觉异常性股痛症，中医学称之为“肌痹”、“皮痹”，由于局部受压，经气不利，运行不畅，或跌扑闪挫，气血瘀滞而成。

【临床表现】

股外侧皮神经炎的诊断主要是根据症状诊断。该病以中年男性为多见，发病过程缓慢渐进，患者自觉大腿前外侧皮肤呈针刺样疼痛，同时伴有异常感觉，如蚁走感、烧灼感、寒凉感、麻木感等。开始发病时疼痛呈间断性，逐渐变为持续性，有时疼痛可十分剧烈。衣服摩擦、动作用力、站立或行走时间过长都可使感觉异常加重。查体时大腿前外侧皮肤的感觉、痛觉和温度觉减退甚至消失，有的伴有皮肤萎缩，但肌肉无萎缩，腱反射正常存在，也无运动障碍。

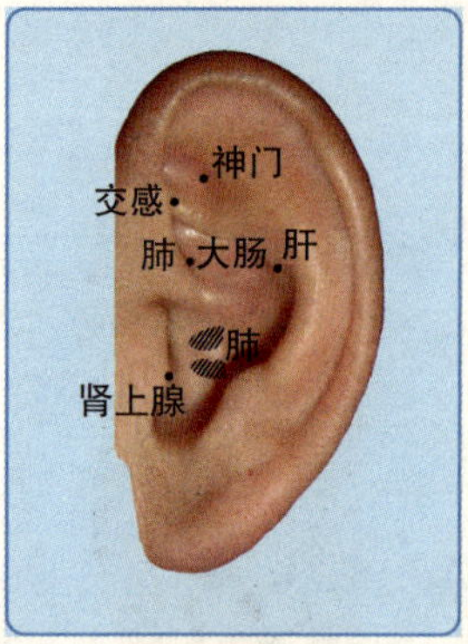

图 3－21　股外侧皮神经炎取穴

【耳穴诊断】

（1）视诊　肺区相应部位呈糠皮样脱屑，不易擦掉。可在神门、皮质下以及疼痛的耳部相应部位出现阳性特征，如血管充盈、有压痛点等。

（2）电测　肺区相应部位呈阳性反应点。

【耳穴治疗】

（1）取穴（图 3－21）　神门、肾上腺、肝、交感、肺、大肠。

（2）操作　可采用埋针、压籽、电针、温灸等治疗方法。运用耳穴诊治疗法可以取得减轻症状，缓解痛苦。

第十六节　脂溢性皮炎

脂溢性皮炎是发生在头面、胸背等皮脂溢出比较丰富的部位的一种浅表性、慢性炎症性皮肤病，是一种以头面部发红、瘙痒、起皮屑、渗液、结痂为特征的疾病。病因不清，可能与亲脂的酵母型马拉色菌感染有关。精神因素、饮食习惯、维生素 B 族缺乏、嗜酒等也是脂溢性皮炎的促发因素。在中医学有“面生游风”、“面游风毒”等名称，其发生与肾阴不足，相火妄动，或肺胃血热上冲，热毒不得疏通，而致局部新陈代谢与血液微循环发生障碍，并继发皮疹、丘疹或斑片与油腻状鳞屑的症状。

【临床表现】

（1）基本损害为黄红色斑片，伴油腻性鳞屑和结痂，有不同程度的痒感。

（2）常分布于皮脂腺较多的部位，如头皮、面、背、腋窝、会阴等处，可泛发全身。

（3）随部位不同，表现也不同。

①头皮：开始为大片灰白色糠秕状或油腻性鳞屑性斑片，以后逐渐扩展融合成界清楚的大斑片，严重者全头皮均覆有油腻性臭味与厚痂并可伴有脂溢性脱发。

②面、耳、耳后及颈：常由头皮蔓延而来，为黄红色或油腻性鳞屑性斑疹。

③胡须：有两种类型，一是毛囊口轻度红肿、发炎伴小的淡褐色结痂，即“须疮”，顽固难治；另一种为播散性红色、油腻性鳞屑，脓疱形成较深，累及整个毛囊。

④躯干：初为小的红褐色毛囊丘疹伴油腻性鳞屑，后渐成中央为细糠状鳞

屑，边缘有暗红色丘疹及大油腻性鳞屑的环状斑片，多发于前胸及肩胛骨间。

⑤皱褶部：多见肥胖中年人，皮损以播散性磨擦性红斑形式存在，红斑边界清楚，上有油腻性鳞屑。

⑥四肢：损害表现为湿疹性斑片。

⑦婴儿：表现为红斑、鳞屑，圆形或椭圆形，边界清楚，常在3周到2个月内痊愈。

【耳穴诊断】

（1）视诊　全耳呈脂溢性脱屑。

（2）电测　肺区、内分泌穴呈阳性反应。

【耳穴治疗】

（1）取穴（图3－22）　主穴取耳尖、相应部位（点刺放血）、内分泌、肺、脾、肾上腺，配穴取心、大肠、神门。

（2）治法　用耳针或王不留行压穴，后用胶布固定，每日按压3～4次，隔日换1次，双耳交替。

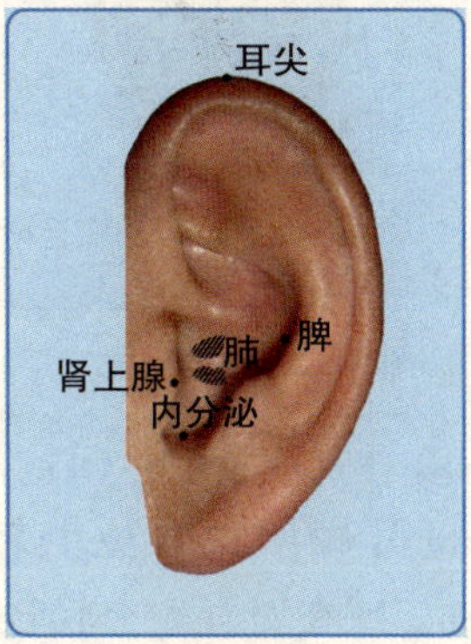

图3－22　脂溢性皮炎取穴

第十七节　湿　疹

湿疹是一种常见的皮肤炎性皮肤病，以皮疹损害处具有渗出潮湿倾向而故名。该病病程迁延难愈、易复发。中医学认为本病多因饮食伤脾，外感湿热之邪而成，或脾虚失运生湿，湿郁化热，壅遏肌肤，湿热相搏；或夹风、湿、热邪客于肌肤而致。其中“湿”是主要因素。由于湿邪黏腻、重浊、易变，故病多迁延，形态不定。而慢性湿疹是由于营血不足，湿热逗留，以致血虚伤阴，化燥生风、风燥湿热郁结、肌肤失养所致。

【临床表现】

湿疹临床症状变化多端，根据发病过程中的皮损表现不同，分为急性、亚急性和慢性3种类型。急性湿疹的损害多形性，初期为红斑，自觉灼热、瘙痒。继之在红斑上出现散在或密集的丘疹或小水疱，搔抓或摩擦之后，搔破而形成糜烂、渗液面。日久或治疗后急性炎症减轻、皮损干燥、结痂、鳞屑，而进入亚急性期。慢性湿疹是由急性、亚急性反复发作不愈演变而来，或是开始时即呈现慢性炎症，常以局限于某一相同部位经久不愈为特点，表现为皮肤逐渐增厚，皮纹加深、浸润，色素沉着等，主要自觉症状是剧烈瘙痒。

【耳穴诊断】

（1）耳廓视诊　肺区相应部位，呈糠皮样脱屑，不易擦掉。

（2）耳穴电探测　肺、内分泌、神门、对屏尖、风溪有敏感点。

【耳穴治疗】

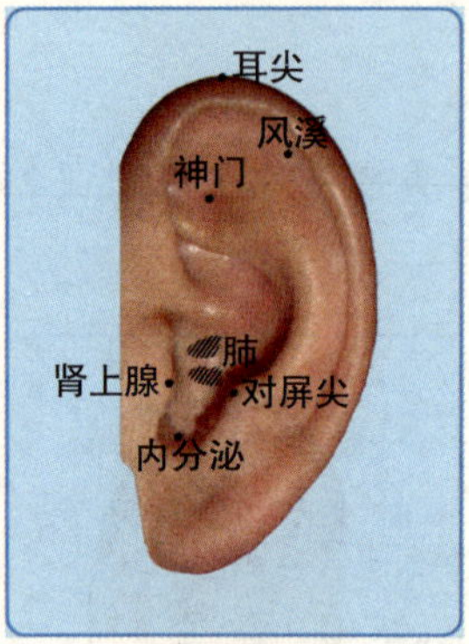

图 3－23　湿疹取穴

（1）取穴（图 3－23）　主穴取皮损相应部位，配穴取肺、肾上腺、内分泌、神门、对屏尖、风溪。

（2）治法

① 耳穴针刺法：每次主穴必取，选取 2～3 个配穴。在选好的穴区内探寻敏感点，耳廓常规消毒后，用耳毫针对准敏感点刺入。湿疹面积大则相应部位可多针刺或点刺。每日针 1 次，留针 30 分钟，在此期间每隔 10 分钟行针 1 次，用强刺激泻法，10 次为一疗程，疗程间休息5～7天。

② 耳穴割治法：每次取一侧耳穴，两耳交替使用。用眼科小手术刀，在消毒好的耳廓所选穴位上轻划 1～2 刀，以刀口稍有渗血为好，伤口长 0.2～0.4cm。或在对耳轮上轻轻划割，划痕长度不超过 0.5cm。划痕间距离以 2mm 为宜，使之微微出血。每周割治 1～2 次，4 次为一疗程。

③耳穴贴敷法：取耳尖、肾上腺、肺、大肠、心、内分泌、枕、神门、相应部位取穴。方法：贴压前先将耳廓用 75% 的酒精消毒，将王不留行用 8mm×8mm 的伤湿止痛膏固定于选定的双侧耳穴上，每日按压 2 次，每次每个药丸必须按压 50 次左右，力量适中，每周更换 2 次。疗效判定标准，症状完全消失，皮肤恢复正常为治愈。痒感减轻，丘疹数量减少，皮损部位缩小为有效。治疗前后症状无明显减轻者为无效。

第十八节　带状疱疹

带状疱疹系由病毒感染所致，是一种急性疱疹性皮肤病。其特点为成簇水疱，排列成带状，沿周围神经分布，多为单侧性，伴有神经痛。

本病病原系水痘——带状疱疹病毒。该病毒长期潜伏于机体神经细胞中，当某些因素，如感染、外伤、放射治疗、恶性肿瘤、神经系统障碍等引起免疫功能低下时，均可导致病毒活动，诱发本病。

本病多发于春秋季节，发疹前常有发热、倦怠、食欲不振等轻重不等的前驱症，局部先感皮肤灼热、感觉过敏和神经痛，继则皮肤潮红，在红斑上出现簇集性粟粒大小丘疹，迅速变为小疱，疱膜紧张发亮，中心凹陷，呈脐窝状，不相融合。皮疹沿神经呈不规则带状分布，多为单侧性，不超过体表正中线，常见于肋间神经及三叉神经支配区，亦侵犯眼、鼻、口腔及阴部黏膜。一般数日后干燥结痂，痂落后不留痕，仅有暂时性色素沉着，严重者可发生大疱、血疱或坏疽，附近淋巴结往往肿大。

局部的灼热疼痛是本病的特点。疼痛常沿受累神经支配区域放射，一般2～3周自愈。老年患者常于皮肤损害消退后遗留较长时间的神经痛。本病在中医学中有诸多名称，因疱疹沿身体一侧呈带状分布，宛若蛇行，故有“蛇串疮”、“蜘蛛疮”、“火带疮”等名称；又因其常发于腰胁间，故又有“缠腰火丹”之称。本病多因情志不遂，肝气郁结，郁久化火，肝胆火甚而致；或因其饮食不节，脾失健运，蕴湿化热，湿热搏结所致；或因感受风火、湿毒之邪，郁于少阳、厥阴经脉，导致肌肤营卫壅滞而发病。热毒蕴于血分，则发为红赤云片；湿热凝聚不散，则结为黄白水疱；湿热毒邪遏阻经络，致气血凝滞不通，不通则痛，发为剧烈疼痛。

【临床表现】

（1）多发于春秋季节，发疹前常有发热、倦怠、食欲不振等轻重不等的前驱症状。

（2）成群水疱沿神经干路分布，排列呈带状，水疱之间皮肤正常，一般为单侧性，不超过身体中线。

（3）神经痛为本病特点之一，可自发疹前或伴随发疹出现。

【耳穴诊断】

（1）视诊　阳性反应多在与皮损相应的耳穴区，呈点状或带状红晕，有光泽。

（2）耳穴电探测或压痛法　在相应部位肺、肝穴区探及敏感点。

（3）耳穴扪诊法　在相应部位可触及小点状或带状稍隆起的结节。

（4）耳穴染色法　在相应部位肺、神门等穴区有点状或小片状染色。

【耳穴治疗】

（1）取穴（图3－24）　主穴取肺、相应部位，配穴取肝、胆、神门、皮质下。

（2）治法

①耳毫针法：在上述穴区探寻敏感点，用耳毫针对敏感点进针，用强刺激捻转法，留针30分钟，每日针1次，每次针一侧耳廓，两耳交替，直至皮损治愈。

②耳穴药物注射法：选用维生素B_1和维生素B_{12}注射液各1支，抽入注射器中，用4～4.5号针头。耳廓所选穴位找到敏感点后，将针头刺入敏感点皮下，推入约0.1ml注射液，使局部形成一小丘疹。出针时用消毒棉球压迫，以免药液外漏

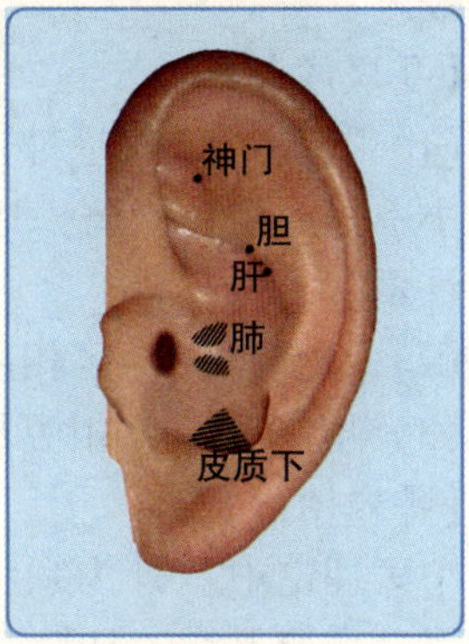

图3－24　带状疱疹取穴

或出血。每天注射1次，每次一侧耳廓，两耳交替，连续治疗到治愈。

③耳穴激光照射法：使用氦－氖激光治疗机，将探头直接接触耳廓所选穴位敏感点，每穴各照5分钟，每天1次，可用两耳同时进行，连续治疗至治愈。

④耳穴放血法：先按摩耳廓，使之充血，在耳背选取一条较明显的静脉，用三棱针点刺放血十余滴，用消毒干棉球压迫止血。2～4天治疗1次，每次一侧耳穴，两耳交替，连续治疗到治愈。年老体弱者，不用此法。

（3）方义注释　肺穴为治疗皮肤病要穴，有清热、祛风、止痒和促进皮损愈合的作用；相应部位取穴可改善皮损部位气血运行，使治疗作用直达病所；本病因肝胆火盛、湿热内蕴所致，故取肝、胆两穴以清肝利胆除湿热之毒邪；本病神经痛症较明显，神门、皮质下为镇痛要穴，故取之。

第十九节　银屑病

银屑病又名牛皮癣，是一种以红斑脱屑为主要表现的慢性皮肤病。皮肤基本损害为红斑或红色斑丘疹，皮损呈点滴状、钱币状或地图状，其上面覆以多层银白色鳞屑，多累及全身皮肤，尤其发于头发和四肢。本病病程较长，男女老幼皆可患病，但以青壮年为多，男性略多于女性，易于复发，具有一定的遗传倾向，有明显的季节性，多冬季发病或加剧，夏季自行痊愈减轻。银屑病的病因并不完全清楚，目前较为统一的看法认为本病是由遗传、感染、代谢障碍、内分泌影响、免疫、神经精神等多种因素，通过多种途径引起的表皮细胞过度增生、角化不全及炎症反应。中医学称本病为“白疕”，其皮损以红斑鳞屑为主，强行剥去鳞屑，有点状出血现象，如匕首所刺，故称“白疕”。中医学认为本病多因风寒或风热外侵，郁久血燥，或因冲任不调，阴血亏虚，血虚生风，致使营卫不畅，肤失濡养所致。

【临床表现】

特征是出现大小不等的丘疹、红斑，表面覆盖着银白色鳞屑，边界清楚，好发于头皮，四肢伸侧及背部。男性多于女性。春冬季节容易复发或加重，而夏秋季多缓解。

【耳穴诊断】

（1）视诊　肺穴呈糠皮脂溢性脱屑，并伴有边缘红晕。相应耳穴可见点片状大小不等的白色鳞屑，边缘红晕，界限清楚，部分患者有丘疹或见皮肤粗糙，边缘红晕。

（2）压痛法　肺区相应部位呈阳性反应点，病损部位相应耳穴压痛（＋）。

（3）电探测　见相应耳穴呈阳性反应。

【耳穴治疗】

中医理论中“耳为宗脉所聚，与全身经络、脏腑有着十分密切之联系”，针对病因，采取灵活的耳针刺法对耳廓的相关穴位进行刺激，对治疗银屑病有很好的效果。

耳针疗法（图3－25、图3－26）　相应部位：可激发经络感传，使病变部位皮损改善；耳尖：清热泻火；心、肺、大肠：肺主皮毛，大肠与肺相表里，心主血脉，取心、肺、大肠可祛风凉血、镇静止痒；内分泌、风溪、皮质下、肾上腺：抗感染，抗过敏，增加机体免疫力；神门：安神止痒。

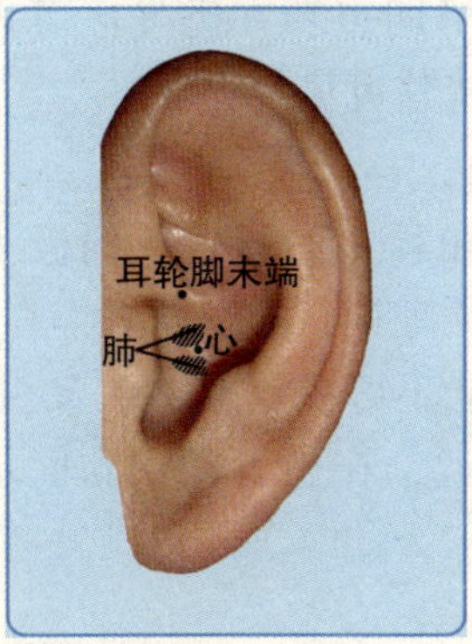

图3－25　银屑病取穴1

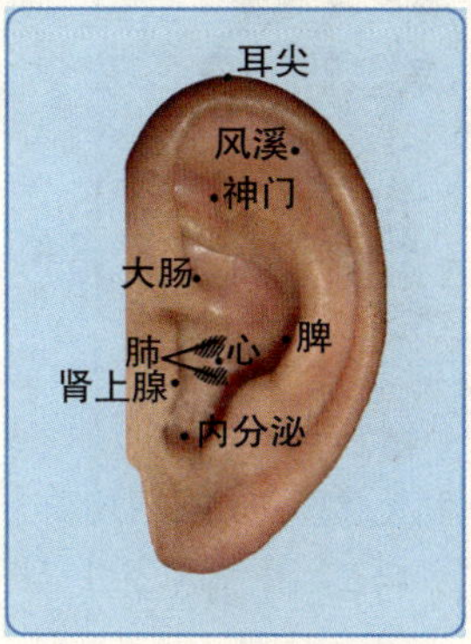

图3－26　银屑病取穴2

第二十节　斑　　秃

斑秃是一种骤然发生的局限性斑片状的脱发性毛发病，其病变处头皮正常，无炎症及自觉症状。该病病程较长，可达数月至数年。半数以上患者可以自愈，但可有反复。可发生于任何年龄，但以青壮年为主，男女比例基本相同。若整个头皮毛发全部脱落，称全秃；若全身所有毛发均脱落者，称普秃。该病与免疫力失调、压力突然加大有一定关系。本病属于中医学“鬼剃头”、“油风”、“落发”等范畴，与气血双虚、肝肾不足、血瘀毛窍有关。发为血之余，气虚则血难生，毛根不得需养，故发落成片；肝藏血，肾藏精，精血不足则发无生长之源；阻塞血路，新血不能养发，故发脱落。辨证分为：心脾气虚（神志不畅、头晕目眩、夜寐梦多、失眠），肝郁血瘀（气滞胸闷、肝脾肿大、胸肋胀痛），气血两虚（病后或病久脱发、神疲乏力、面色苍白、形体消瘦），肝肾不足（头晕耳鸣、腰背痛、遗精滑泄、阳痿口干）。中医学认为本病常由青年之人，血热内盛，复由心绪烦躁，七情不遂，郁久化火，火热内蕴，热盛生风，“风动叶落”，毛发因之秃落。所以青少年患本病，多为内热所致，其治疗亦应以清热凉血、祛风生发。精神情绪变化是本病的重要原因之一，只要在日常生活中尽量保持情绪的稳定，充足的睡眠，至少可以防止因精神刺激、疲劳过度引起的斑秃。

【临床表现】

依病情的发展状况，斑秃可分为3期。

①进行期：毛发、皮肤损害范围日渐扩大，在斑秃区周边外观正常的皮肤上，毛发疏松易抓落。

②静止期：一般经3～4个月，斑秃可停止发展，并可长期保持原状，秃发区周缘毛发附着相当坚牢。

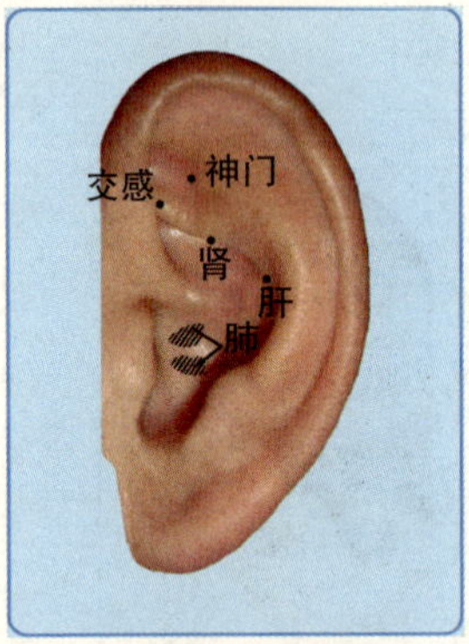

图3－27 斑秃取穴1

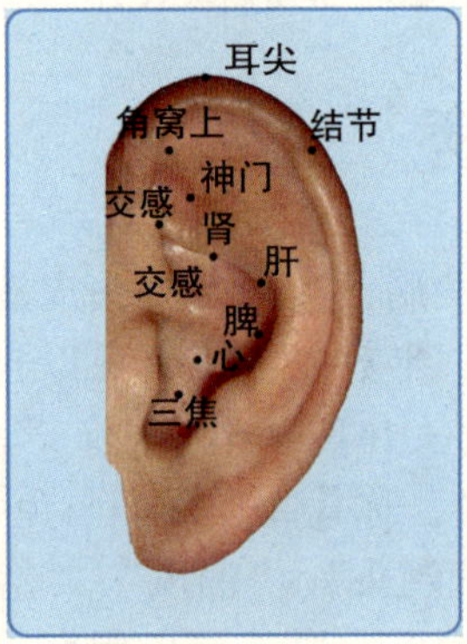

图3－28 斑秃取穴2

③恢复期：脱发区开始生长毛发。部分患者可有头晕发痒、腰痛、耳鸣、眼花等症状。医生检查时可发现少数早期患者在秃发区可以看见红斑与浮肿，毛囊口清楚可见。

【耳穴诊断】

以耳穴探测仪在耳穴的肾区找到极为强烈的反应点。中医学针灸理论说："肾之华在发。"脱发可能是因为肾功能不好引起来的。又根据"肺主皮毛"的中医学说，在患者耳穴肺区也找到了强烈变阻点。

【耳穴治疗】

（1）取穴原理　肾为先天之本，藏精化血，发为血之余，故取耳穴的肾区；因肺主皮毛，故而毛发病变多取耳穴的肺区；此病多与情志郁结有关，故加耳穴的肝区、交感、神门。根据斑秃发生的部位，循经取穴，辨证取穴，灵活加减穴位。

（2）主穴（图3－27、图3－28）　主穴取肺、肾、肝、交感、神门，配穴取内分泌、皮质下。

（3）方法　每次取3～5穴，用0.5寸毫针直刺，留针20分钟，每日1次，两耳交替使用。以上治疗10次为一疗程。

第二十一节　荨麻疹

荨麻疹俗称"风团"、"风疹团"、"风疙瘩"、"风疹块"（与风疹名称相似，但却非同一疾病），是一种常见的皮肤病。由各种因素致使皮肤黏膜血管发生暂时性炎性充血与大量液体渗出，造成局部水肿性的损害。其迅速发生与消退、有剧痒，可有发烧、腹痛、腹泻或其他全身症状。可分为急性荨麻疹、慢性荨麻疹、血管神经性水肿与丘疹状荨麻疹等。中医学认为荨麻疹的特点就是"瘙痒"，皮疹的改变为"速起速消"，是由于"风"侵袭人体，导致人体皮肤瘙痒、皮疹速起速消等这些症状的出现。荨麻疹多因禀赋不耐，当风寒外袭或风热客表，则营卫不和，邪气郁于腠理，外不透达，内不疏泄而起风团；或饮食失宜，脾失健运，气滞于里或内有虫积，复受风邪；或肾肝营血不足，肤失濡养而成本病。

【临床表现】

（1）发病突然，数小时后迅即消失，不留痕迹；后又不断成批发生。急性荨麻疹经治疗后，约在1周左右停止发生；慢性荨麻疹反复发作，长达数周、数月、甚至数年而不愈。

（2）损害为局限性大小不等的扁平隆起，小如芝麻，大如蚕豆、核桃或更大，或呈鲜红色，或是浅黄白色，皮疹数目随搔抓增大、增多；可融合成环状、丘疹状及各种形状。

（3）自觉灼热、剧痒，或如虫行皮中。若同时伴有胃肠黏膜损害时，可有恶心、呕吐、腹痛、腹泻等症状，严重者喉头水肿有气闷窒息感，甚至发生晕厥。

（4）急性荨麻疹患者，若伴有寒战高热，血白细胞总数明显增多者，可能脓毒败血症所引起，应注意及时诊断和及时抢救。

（5）慢性荨麻疹　不断发生风团皮损，持续1～3个月或数年之久，病情轻重与发病情况也可因人而异，有很大差异。

【耳穴诊断】

（1）急性荨麻疹

①视诊：过敏区呈片状充血，色泽鲜红，有光泽。

②触诊：过敏区有红色压痕反应，压痕周围红色肿胀，恢复时间快。

③电测：过敏区、肺、脾强阳性反应。全耳经电测触压后，可出现划痕反应、色红。若是胃肠型荨麻疹，胃、小肠、胸、心、大肠均为强阳性反应。

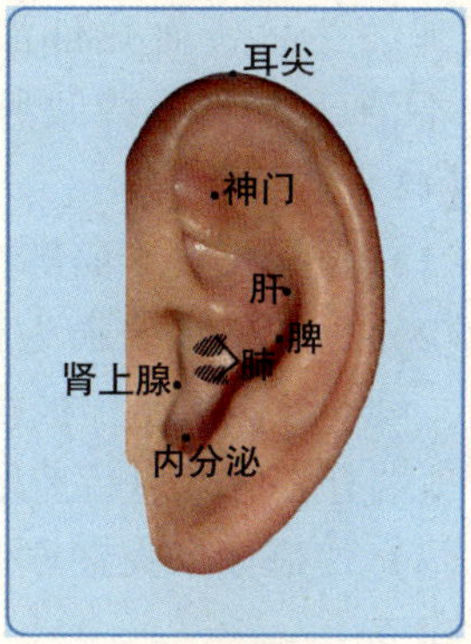

图3－29　荨麻疹取穴1

（2）慢性荨麻疹

①视诊：过敏区呈片状、色白肿胀，或过敏区、肺区呈糠皮样脱屑。

②触诊：色白肿胀，周围有深红色压痕反应，压痕深不易恢复正常。

③电诊：过敏区、肺阳性反应，经电测、触压后可出现划痕反应。

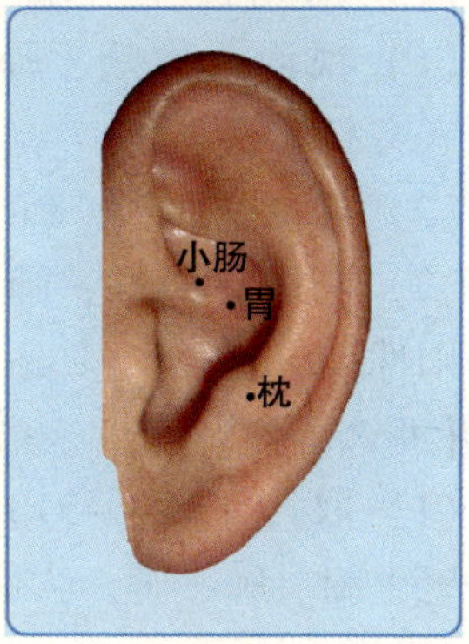

图3－30　荨麻疹取穴2

【耳穴治疗】

（1）取穴（图3－29、图3－30）　主穴取耳尖（放血）、肾上腺、内分泌、肝、肺、脾、神门，配穴取胃、小肠、枕。

（2）治法　一般仅取主穴，效不明显时再酌加配穴。探得敏感点进针后，以重手法行持续捻转刺激，直至耳廓发热潮红，留针 30 分钟。剧痒者每日 2～3 次，普通一日 1 次。每次选用一侧耳穴，两侧交替轮用。如反复发作者，可在上述耳穴行王不留行或绿豆压丸治疗。

第二十二节　痤　疮

痤疮俗称为“粉刺”，又称寻常痤疮，是一种毛囊皮脂腺的慢性炎症，有时发炎形成丘疹、脓疱、脓肿、囊肿等损害。有的发炎性囊肿或经挤压后可遗留凹坑疤痕。本病多见于青春期男女，皮损好发于颜面部，其次是胸背部等皮脂腺丰富的部位。损害多为与毛囊一致的芝麻到绿豆大小、散在性的黑头或白头粉刺、丘疹、脓疱或结节，伴有面部脂溢、出油多、毛孔大。临床多认为该症与雄激素、皮脂腺和毛囊内微生物、遗传因素、饮食有关。中医学称之为“粉刺”、“面疱”、“酒刺”等。中医学认为“粉刺属肺……总皆血热郁滞不散所致”（《外科正宗》），多为素体血热偏盛、饮食不洁、外邪侵袭致脾胃蕴热、气血郁滞、血瘀痰结而发病。

【临床表现】

（1）痤疮好发于面部、胸背部皮脂腺较为丰富的部位。

（2）痤疮基本损害为粉刺，有白头粉刺和黑头粉刺两种。如用手挤压黑头粉刺，可见乳白色脂栓被挤出。在疾病发展过程中，白头粉刺呈毛囊炎症性小丘疹，顶端有脓包，愈后遗留有点状萎缩性疤痕。

（3）痤疮如果炎症剧烈，可见深在性豌豆大小的暗红色坚硬结节，此为硬结性痤疮。

（4）有的粉刺可发展成柔软的囊肿，囊内有血性胶冻状液体，此为囊肿性痤疮。

【耳穴诊断】

（1）视诊　面颊、肺、大肠呈点片状红晕，面颊穴突起。

（2）触诊　面颊、肺、大肠有压痛。

（3）电测　面颊、肺、大肠、胃、脾、内分泌呈阳性反应。

【耳穴治疗】

（1）取穴（图 3－31）　耳尖（放血）、内分泌、肾上腺、肺、脾、大肠。

（2）治法

①单纯耳穴贴压：取穴：面颊、心、肺、胃、

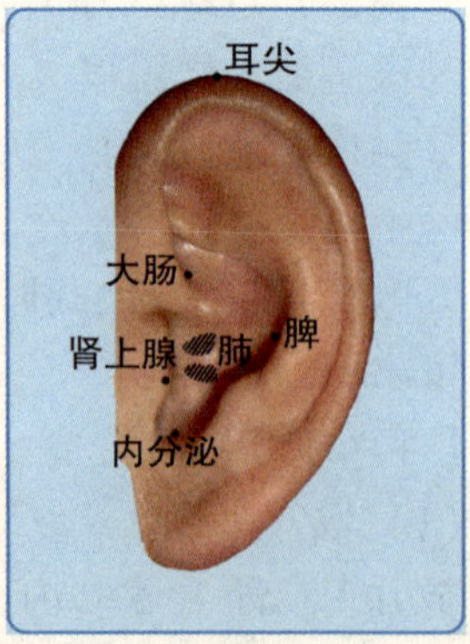

图 3－31　痤疮取穴

大肠、内分泌、神门、枕、皮质下和脑。取王不留行粘于胶布中央，准确地贴压在相应的耳穴上，每次贴压一耳，每周贴2次，双耳交替。每日按压4次，每次5分钟，10次为一疗程。

②耳穴割刺法：取耳尖（双侧）、大椎，先在耳部搓揉使之充血明显，局部常规消毒，持三棱针在耳尖上迅速点刺，使出血由暗红变鲜红时，按压止血。再在大椎穴皮肤用三棱针散刺，出血数滴。2～3日治疗1次，10次为一疗程。

③耳穴贴压配合割刺法：选用耳穴贴压及点刺治疗痤疮。选耳尖、相应部位、脑点、内分泌、丘脑、肾上腺、肺、脾为主穴，辨证加减取配穴及体穴。取耳尖，相应部位点刺放血，其他耳穴均王不留行贴压。每日按压6次，双耳贴压，第4天摘下，每5天更换1次。

第二十三节　黄褐斑

黄褐斑俗称"蝴蝶斑"、"面尘"、"肝斑"、"黧黑斑"。黄褐斑的产生与人体脏腑、气血、冲任失调有关，是全身疾病的反映，而且与肝、脾、肾三脏功能失调关系最为密切。肾气不足，肾水不能上承；或因肝气郁结，肝火不能条达，郁久化热，灼伤阴血，致使颜面气血失和而发病。根据不同的特征，中医学将黄褐斑分为不同的类型，其中较常见的有：肝气郁结型、脾土亏虚型、肾水不足型3种类型。黄褐斑也称为肝斑，是一种色素代谢障碍性的皮肤病，是面部常见的色素沉着性皮肤病，表现为黄褐色、暗褐色或深咖啡色的斑片，常对称分布在脸颊、额、鼻、唇周等部位，表面光滑无鳞屑，常无自觉症状。颧部、鼻部的皮损，融合时则呈现蝴蝶形，所以又常称为"蝴蝶斑"。因为这种病有损于容颜的美丽，故把它列为"损容性皮肤病"。黄褐斑的发生有内分泌失调、紫外线过敏、体内代谢失衡等原因，还有自然衰老或由一些长期慢性病所导致，其中代谢失调造成"垃圾"沉积是主要成因。

【临床表现】

（1）面部淡褐色至深褐色，界限清楚的斑片，深浅、大小不定，境界明显，通常对称性分布于颧、颊、额、鼻背及眼眶周围，无炎症表现及鳞屑，压之不褪色，缺乏自觉症状。

（2）女性多发，主要发生在青春期后，也可见于男性患者。

（3）损害随季节、日晒、内分泌变化等因素而减轻或加重。

【耳穴诊断】

（1）视诊　面颊、肺穴呈点片状红晕。

（2）电测　面颊、肺、胃、脾、内分泌穴呈阳性反应。

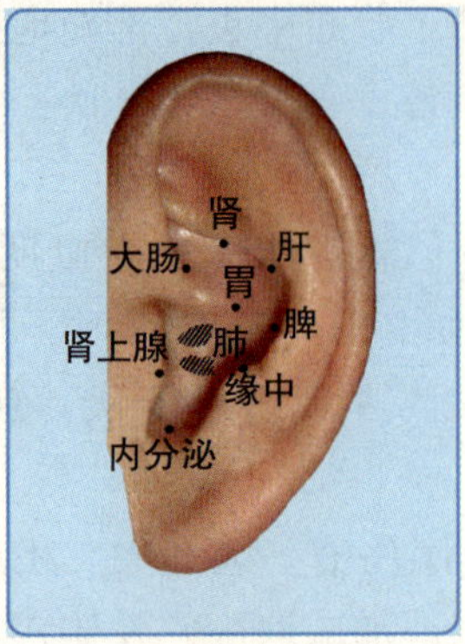

图 3 - 32　黄褐斑取穴

【耳穴治疗】

(1) 取穴（图 3 - 32）　肾上腺、内分泌、缘中、肝、肾、肺、脾、胃、大肠。

(2) 治法

①耳穴刺血：取穴：主穴取热穴、痄肿穴、皮质下，配穴取内分泌、脾、胃。热穴位置：与对耳轮上脚内侧缘同一直线的对耳轮部。痄肿穴位置：位于耳后上部。治法：采用耳穴刺血之法。以主穴为主，再根据全身症状用配穴。令患者端坐，常规做穴位消毒，用眼科 15 号小手术刀片或三棱针，刺破表皮 0.1cm，出血后以 75% 酒精棉球 3 个，挤干后连续拭净血迹。再用消毒干棉球压盖刺孔，防止感染。每次只刺一穴，隔日刺血 1 次，穴位交替使用，15 次为一疗程，疗程结束后进行复查，如不愈者则可继续治疗 2 ~ 3 个疗程，疗程间可休息 7 ~ 10 天。施术前应向患者说明治疗方法，以取得患者合作。在用 75% 酒精棉球拭耳血时要轻轻活动外耳轮，避免用力挤捏，造成出血不畅。刺孔敷盖的干棉球嘱患者要保持 24 小时不脱落，此期间避免着水，遇有刺孔愈合欠佳者，避免重复在原处刺血，防止感染或延误愈合。

②耳穴压丸：取穴：主穴取面颊、子宫、内分泌、皮质下，配穴取肺、肾、肝、脾、大肠、外鼻。治法：采用耳穴敷贴之法。先以耳穴探测仪找到穴区敏感点，每次主穴必贴，配穴根据症情酌加。用王不留行或磁珠（强度为 380Gs）作为压物，置于 0.7cm × 0.7cm 的小方胶布上，敷贴于敏感点。即予按压 2 ~ 3 分钟，使耳廓潮红发热。每日自行按压 3 ~ 4 次。每次敷贴一侧耳，隔日换贴 1 次，15 次为一疗程，两耳轮换交替贴敷。一般需 3 个疗程。

③耳针加体针：取穴：主穴取肾、肝、脾、内分泌。配穴取均为体穴，按色素沉着部位选加：前额区配上星、阳白；颧颊区配颊车、四白；鼻梁配印堂、迎香；上唇配地仓。治法：每次主穴均取。采用耳穴毫针刺及贴敷相结合，即一侧耳穴针刺。方法为：取 5 分长的 28 号不锈钢毫针，在敏感点刺入，不宜过深透过耳软骨，有胀痛即可，另一侧耳以王不留行或磁珠贴敷。隔日 1 次，两耳交替轮用。配穴用针刺法，以 28 ~ 30 号毫针（长 1.0 ~ 1.5 寸），均采用向色素沉着区方向斜刺，得气后，予小幅度捻转轻刺激。耳针和体针均留针 30 分钟，其间行针 2 ~ 3 次。体针亦隔日 1 次，和耳针同步进行，15 次为一疗程，疗程间隔 7 天。

④综合法：取穴：主穴取分两组：耳尖、面颊、额、颞、外鼻；阿是穴。配穴取内分泌、肾、脾、肺、缘中、内生殖器。治法：主穴为主。第一组采用刺血法，耳尖必取，按揉至耳廓充血后用消毒三棱针迅速刺入 1 ~

3mm，出针后，用双手拇食指轻挤四周，每次放血10～15滴；余穴按病灶相应部位取之，以三棱针刺破皮为度，以渗出血珠为佳。第二组以0.5～1寸毫针直接刺在皮损区，或包围皮损区针刺。一般正中直刺1针（皮下），四周斜向中心横刺4针（皮内），留针30分钟。

配穴用王不留行贴压，每天按压耳穴3～4次，按压至耳廓发热或有烧感，上法均每周1～2次，10次为一疗程。

第二十四节　白癜风

白癜风是一种常见的后天性色素脱失性皮肤病，是因皮肤色素脱失而发生的局限性白色斑片。该病发生于任何年龄、性别和人种，其中以20～30岁的青年人为多见，一般人的发病率约占1%～4%，近年来有逐年上升的趋势。白癜风好发于皱褶及暴露部位，易诊断难治疗，且影响美观。在我国古代称这种病叫白癜，又因其发病“居无定处”，具有风邪特点，风行所到之处发白，故此命名“白癜风”。在皮肤上可出现大小不等的圆形或椭圆形白斑，边界清晰，边缘色素较深。白癜风除皮肤外，还会累及眼、耳等。中医学认为本病是外受风邪、气血失和、血不荣肤所致。

【临床表现】

（1）男女均可发生，任何年龄均可发病，约半数患者在20岁以前发病。部分患者有家族史。

（2）皮损为大小不一，数目不等，部位不定，形状不同的色素脱失斑，大多对称分布，也可局限在某个部位。临床一般为局限性、对称性、播散性及泛发性等类型。

【耳穴诊断】

（3）好发部位为头面、胸、手等露出部位，也可发生在外阴部。中医学将其辨证分为：①气血亏虚，兼风邪外袭，营卫失和；②肝肾阴虚，兼气血失和，肌肤失养；③风湿外侵，经脉不利，肌肤失养；④气滞血瘀。

电测　内分泌、丘脑、脑垂体、过敏区及相应部位呈阳性反应。

【耳穴治疗】

（1）取穴（图3－33，图3－34）　主穴取肺、内分泌、肾上腺、神门、丘脑、脑垂体、过敏区。配穴取阿是穴、膈、皮质下、缘中、交感。

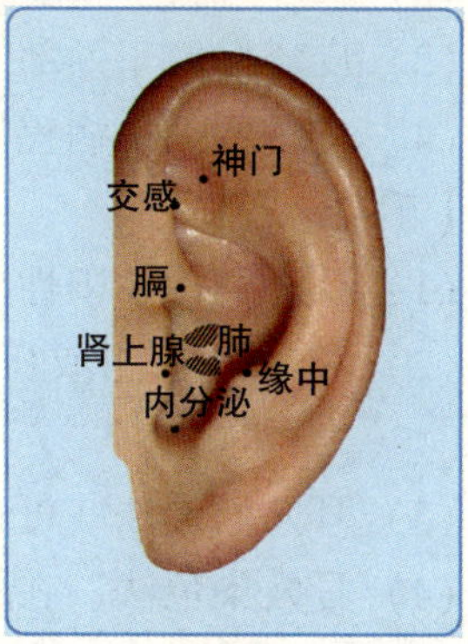

图3－33　白癜风主穴

阿是穴位置：即白斑皮损区（下同）。

（2）操作　每次选主穴3～4穴，备用穴1～2穴。开始可用埋针法，寻得敏感点后，将图钉形揿针刺入所选穴位，外用胶布固定，留针3～5天，再换贴，5次为一疗程。从第2个疗程起改为以王不留行或磁珠（380Gs）置于0.7cm×0.7cm小方块胶布上贴敷耳穴，每日按压数次，以加强刺激。证属虚寒者，手法轻；证属实热者，手法可重，每周贴换1次。以上均为贴敷一侧耳穴，两耳交替进行。在治疗过程，可在白斑处用梅花针轻度叩刺，并艾条灸至局部皮肤潮红，以加强疗效。

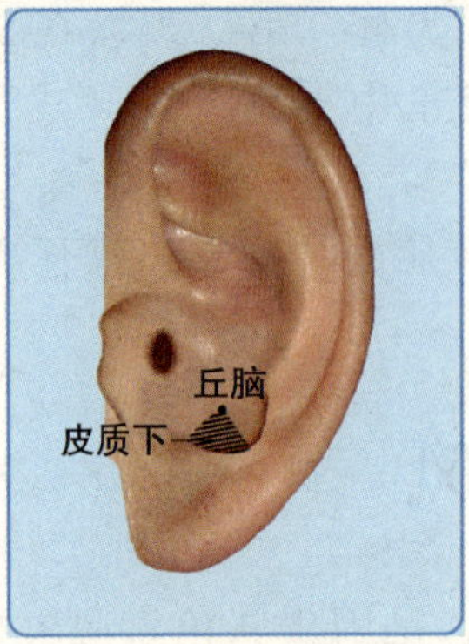

图3－34　白癜风配穴

第二十五节　神经性皮炎

神经性皮炎又名慢性单纯性苔藓，以阵发性剧痒和皮肤苔藓样变为特征的慢性炎症性皮肤病，一般认为神经性皮炎系大脑皮层兴奋和抑制功能失调所致。患者常伴有头晕、失眠、情绪易于激动等神经官能症或更年期症状，疲劳过度、精神紧张、搔抓、摩擦、日晒、多汗、饮酒或其他机械性、物理性刺激因素均可促发本病，使病情加重。本病中医学称为“顽癣”、“牛皮癣”、“摄领疮”等，本病初起为风湿热之邪阻滞肌肤，日久乃血虚风燥，肌肤失养所致，而情绪抑郁或衣领拂着、搔抓等皆可诱发或使病情加重。临床上常分两型：湿热型、血虚风燥型。本病依其受累范围大小，可分为局限性和播散性。

【临床表现】

（1）本病中青年多见，先有剧烈瘙痒，后有皮损。

（2）皮疹为扁平丘疹，苔藓样变，无渗出。

（3）皮疹好发于颈部、四肢尺侧、腰骶部、腘窝、外阴。

（4）自觉剧痒，病程慢性，可反复发作或迁延不愈。

【耳穴诊断】

（1）耳廓视诊　阳性反应多在肺区、相应部位，呈糠皮样脱屑，不易擦除。

（2）耳穴电探测或压痛法　可在肺区、相应部位、皮质下等穴区探及敏感点。

（3）耳穴扪诊法　可在肺区、相应部位感觉皮肤粗糙。

（4）耳穴染色法　在肺区、相应部位可有小点状染色。

【耳穴治疗】

（1）取穴　主穴（图3－35、图3－36）取肺、肾上腺、皮质下、枕、相应部位，配穴（图 3－37）取神门、心。

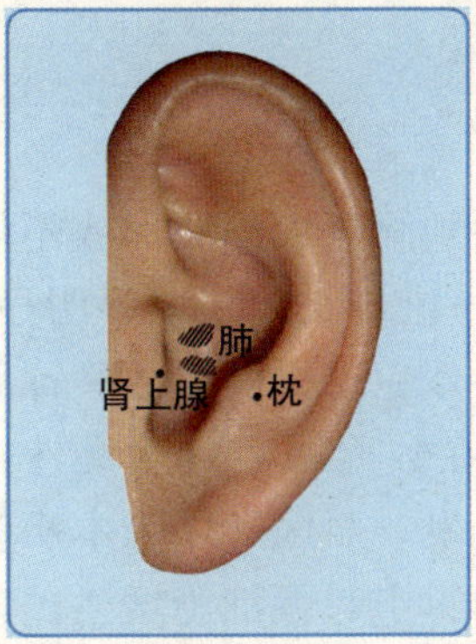

图 3－35 神经性皮炎主穴 1

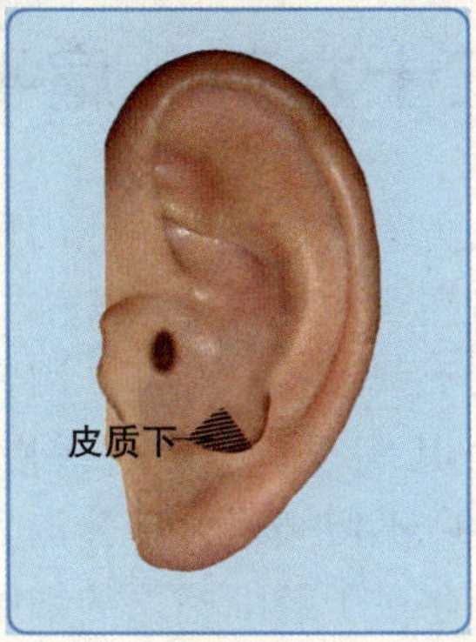

图 3－36 神经性皮炎主穴 2

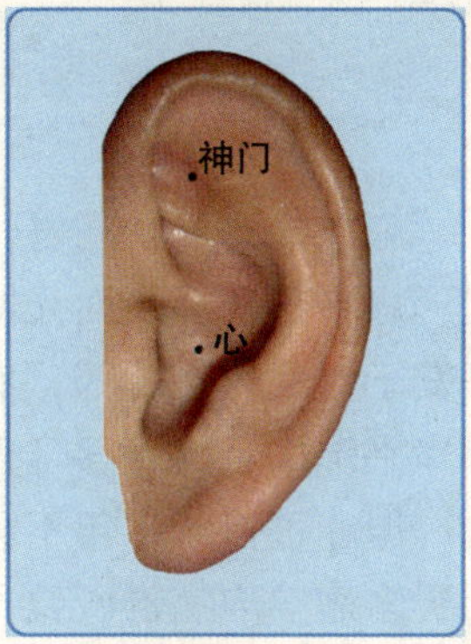

图 3－37 神经性皮炎配穴

（2）方法

①耳穴压丸法：主穴、配穴全取，用轻柔按摩补法，每次一侧耳穴，两耳交替，隔 2～3 天换贴另一侧耳穴。嘱患者每感到痒时，就按压耳穴，尽量不搔抓。10 次为一疗程，疗程间休息 5～7 天。

②耳毫针法：风湿热型选肝、肾上腺、神门、心、相应部位；血虚风燥型选肝、皮质下、神门、肺、心等穴。在所选穴位探寻敏感点，耳毫针对准敏感点进针，强刺激，风湿热型用泻法，血虚风燥型心、肺用补法。每次留针 1～2 小时，留针期间行针 2～4 次。1～2 日针 1 次，每次一侧耳穴，两耳交替，10 次为一疗程，亦可在敏感点埋揿针治疗。

③耳穴药物注射法：用维生素 B_1、维生素 B_{12} 或维生素 C，或普鲁卡因注射液，注射器针头刺入所选穴位敏感点皮下，推入药液 0.1ml 左右，使形成一皮下丘疹样凸起。剩余药液注入曲池、血海等穴，或在皮损周围进针注入皮损部位之皮下。每次一侧耳穴，两耳交替，隔日治疗 1 次，10 次为一疗程。

④耳背放血治疗法：选取耳背较明显的小静脉，用三棱针或小刀片点刺出血，放血 10～15 滴，主要用于风湿热型。每次一侧耳背一根小静脉，两耳交替，每周 2 次，5 次为一疗程。

⑤耳穴电刺激法：选穴同耳针法，所选穴位为偶数。在穴区敏感点进针，针柄接电针治疗仪输出导线，用疏密波，输出强度以患者能耐受为度。1～2 天治疗 1 次，每次一侧耳穴，两耳交替，10 次为一疗程，疗程间休息 5～7 天。

⑥耳穴磁疗法：取穴同耳针法，在所选穴区敏感点贴磁珠或磁片，用磁片可耳前、耳后异名极相对各贴压 1 片，形成对压。3～5 天治疗 1 次，每次一侧耳穴，两耳交替，10 次为一疗程，疗程间休息 7～10 天。

⑦耳穴敷药法：主配穴共选 3～4 穴，用消毒手术刀在穴区划痕 1～3 道，使有轻度渗血，取米粒大小蒜胡椒泥涂抹在划痕上。每次一侧耳穴，4 天治疗 1

次，两耳交替，4 次为一疗程，疗程间休息 10 ~ 15 天。

第二十六节　扁平疣

扁平疣是一种病毒性皮肤病，其特点为骤然出现针尖到绿豆大的圆形或不规则形扁平丘疹，表面光滑，略高于皮肤，触之较硬，呈褐色或肤色，境界明显。好发于颜面、手背部，偶尔见于颈、腕、膝部，因其主要侵犯青少年，故又称青年扁平疣，且女性多于男性。其病程长，经过缓慢，可在数周或数月后突然消失，但亦可持续多年不愈，愈后不留瘢痕，部分消失后复发。西医学认为本病为乳头多瘤空泡病毒所致，病毒存在于棘细胞层的细胞核内，引起棘细胞增生。扁平疣在中医学属于疣类，也有人称其为“扁瘊”、“千日疮”。中医学认为本病内因由于气虚血燥之体，外因由于感受风热之毒邪客于肌肤，或由内动肝火，肝旺血燥，筋气不荣所致，日久则多兼夹血热、血瘀。

【临床表现】

（1）表面光滑、扁平、略高出皮肤，多和皮肤颜色相同，也可呈褐色或灰色。

（2）多分布在颜面、手背或前臂。

（3）多无自觉症状，但偶有瘙痒。

（4）病程较长，偶有自愈，但愈后还可复发。

（5）愈后无有痕迹。

【耳穴诊断】

（1）视诊　在肺区和耳穴相应部位呈小点状丘疹，色淡白，边缘清晰。

（2）触诊　可在相应穴位区触及点状轻微凸起，有压痛（+ ~ + +）。

（3）电探测　可在相应穴位区和肺区探及敏感点。

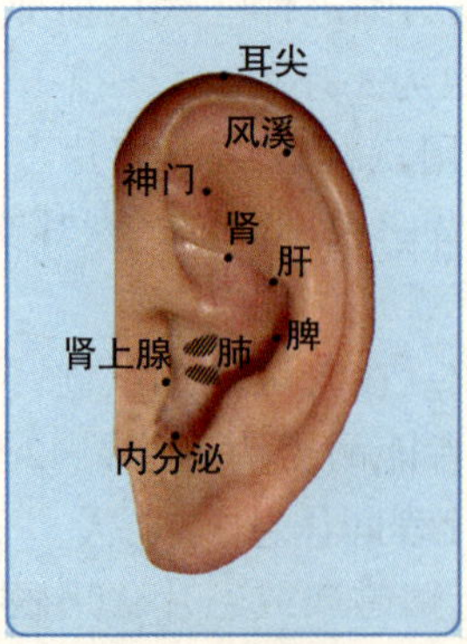

图 3 – 38　扁平疣取穴

【耳穴治疗】

（1）取穴（图 3 – 38）　相应部位、耳尖、肝、肾、肺、脾、内分泌、肾上腺、皮质下、风溪、神门。

（2）方法：王不留行用胶布贴压以上穴位处。每天按压 3 ~ 4 次，以疼痛灼热为度。3 天更换，双耳交替。

第二十七节　老年性皮肤瘙痒症

老年性皮肤瘙痒症是老年人常见的皮肤疾病。现代医学研究表明，老年性皮肤瘙痒症多是由于激素水平生理性下降、皮肤老化萎缩、皮脂腺和汗腺分泌功能的减退使皮肤含水量减少、缺乏皮脂滋润、易受周围环境因素刺激诱发等所致。中医学的观点认为本症主要是肺、脾、肾三脏功能失调而造成的。肺主呼吸，肺不耐寒热，易受外感风寒病邪侵袭而造成皮肤的不适。脾主运化，营养失调亦损伤脾胃，进而因运化代谢的不良，造成水湿水邪聚合而成痰湿病气，引起对食物的过敏。肾主纳气，调节水分代谢。若肾阳不足，气纳功能不良，水分蒸化亦失调，进而造成皮肤的干燥、大便的干硬秘结。中医学依据证候属性，可以分为以下 3 种类型：湿热内蕴、脾虚湿甚、阴虚血燥。

【临床表现】

主要为小腿发痒，逐渐蔓延到大腿，甚至周身。每当就寝前，脱掉衣裤时，温暖的身体受到室内较凉的空气刺激，便立即诱发皮肤发痒。西医学认为，由于冬季气候寒冷干燥，人体皮肤也变得干涩粗糙，甚至表皮脱落，使皮内神经末梢更容易受到刺激而发痒。由于老年人皮肤腺体分泌功能减退，所以一到冬季就容易发病。

【耳穴诊断】

（1）视诊　耳廓皮肤干燥，散在脱屑，无光泽，以肺区、风溪明显。

（2）电测　肺区、风溪及相应部位呈阳性反应。

【耳穴治疗】

（1）取穴（图 3－39）　耳尖及相应部位（耳穴对应的瘙痒区域）肺、肝、脾、内分泌、肾上腺、膈、神门、风溪。

（2）方法　选取一侧耳廓，75%的酒精消毒，左手带一次性乳胶手套，固定耳廓，右手持一次性 7 号针头，取耳尖及相应部位，点刺放血，至出血 3～5 滴。用消毒干棉球擦拭并压迫止血，随后右手拇食中指持 0.5 寸毫针捻转刺入肺、肝、脾、内分泌、肾上腺、膈、神门、风溪诸穴，留针 20～30 分钟，3 天 1 次。

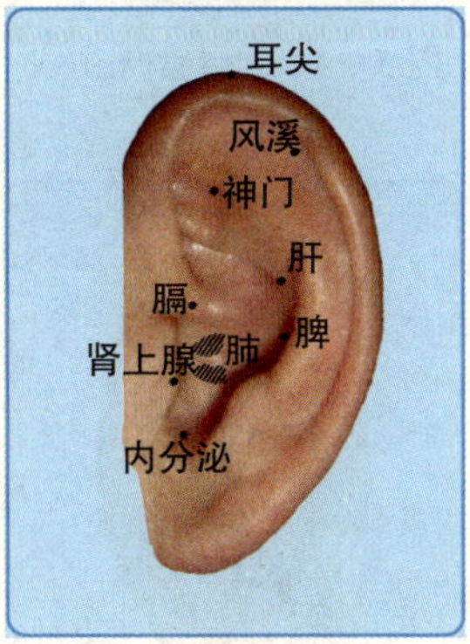

图 3－39　老年性皮肤瘙痒取穴

第二十八节　寻常疣

寻常疣是由人类乳头瘤病毒（HPV）所引起的表皮良性赘生物。其好发部位以手背、指背、头面以及颈项、背部为多见。初起小如粟粒，渐至大若黄豆，突出皮表，色灰白或污黄，表面呈现蓬松枯槁，状如花蕊。所发之数多少不一，少者独一，多则甚至数十者，或散在或群聚，并无一定规律。一般无自觉症状，若受挤压则局部有疼痛感，或碰撞、摩擦时易于出血。通过直接或间接接触传染，外伤对 HPV 感染是一个很重要的因素。本病发生与机体免疫状态有关。中医学称之为“疣目”、“鼠乳”、“枯筋箭”、“千日疮”、“痂疮”、“悔气疮”，俗称“瘊子”或“坚头肉”。系因风邪搏于肌肤，或因肝虚血燥，筋气不荣所致。

【临床表现】

（1）好发于手指、手背、甲缘及足部。

（2）皮损为针尖至豌豆大，硬实丘疹，表面粗糙，呈花蕊或刺状。

（3）初发为单个，可自身接种而增多，多无自觉症状，病程慢性。

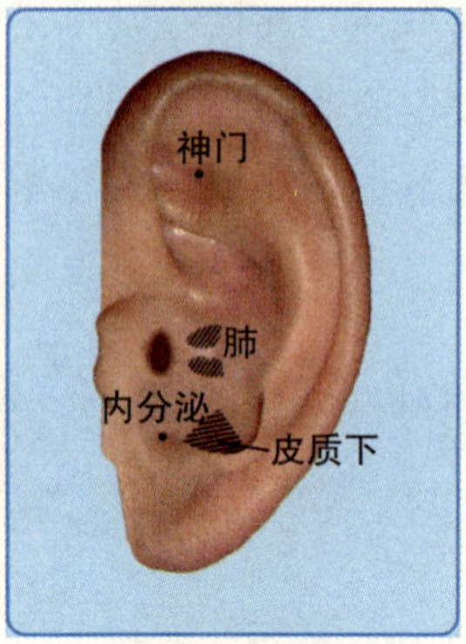

图 3－40　寻常疣主穴

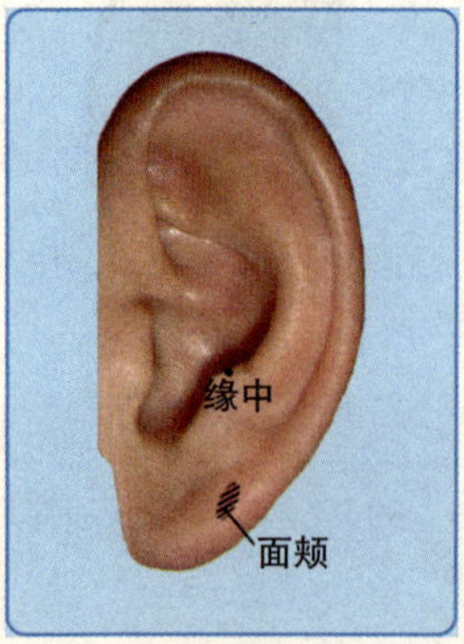

图 3－41　寻常疣配穴

【耳穴诊断】

（1）视诊　在肺区和耳穴相应部位呈小点状丘疹，色淡白，边缘清晰。

（2）触诊　可在相应穴位区触及点状轻微凸起，有压痛。

（3）电探测　可在相应穴位区和肺区呈阳性反应。

【耳穴治疗】

（1）取穴　主穴（图 3－40）取肺、皮质下、神门，内分泌。配穴（图 3－41）取面颊、缘中、阿是穴。阿是穴位置：为耳廓上与皮损部位对应处。

（2）治法　每次取主穴 2～3 穴，配穴 1～2 穴。耳穴刺激方法可采用毫针刺、皮内针、激光照射或磁珠贴敷压丸等，毫针刺在选定穴上寻得敏感点后，速刺入，有胀痛等针感后，留针 30 分钟；激光照射用氦－氖激光仪光纤维导管直接照射耳穴，输出功率 6mW，距离 50～100cm，每穴照射 5 分钟。体针和光针，每次两侧耳穴均用，每日或隔日 1 次，10～15 次为一疗程；埋针法为以揿钉式皮内针，用无齿镊夹持，垂直进针，以不穿透软骨为限，贴上小方形胶布固定，嘱患者每日自行按压 2 次；压丸法可用磁珠（380Gs）或王不留行置于 0.7cm×0.7cm 方块胶布上，贴在所选定之耳穴上，每日自行按压 3～4 次。

埋针和压丸法，每周 2 次，每次一侧耳，两侧交替。上述四法，可任选一种亦可在一种效不显时，改用另一种。

第二十九节　痔　　疮

痔疮包括内痔、外痔、混合痔，是肛门直肠底部及肛门黏膜的静脉丛发生曲张而形成的一个或多个柔软的静脉团的一种慢性疾病。内痔位于肛门齿线以上，一般不痛，以便血、痔核脱出为主要症状，严重时会喷血、痔核脱出后不能自行还纳，还有大便困难、便后擦不干净、有坠胀感等。外痔位于齿线以下，以疼痛、肿块为主要症状，肛门周围长有大小不等、形状不一的皮赘。

【临床表现】

（1）大便时见流血、滴血或者粪便中带有血液或脓血。

（2）排便时有肿物脱出肛门，伴有肛门潮湿或有黏液。

（3）排便时有时伴有疼痛。

【耳穴诊断】

（1）视诊　肛门凹凸不平，点状隆起，红润或呈暗灰色。

（2）触诊　肛门、直肠下段可触及条索。

（3）电测　肛门、直肠下段呈阳性反应。

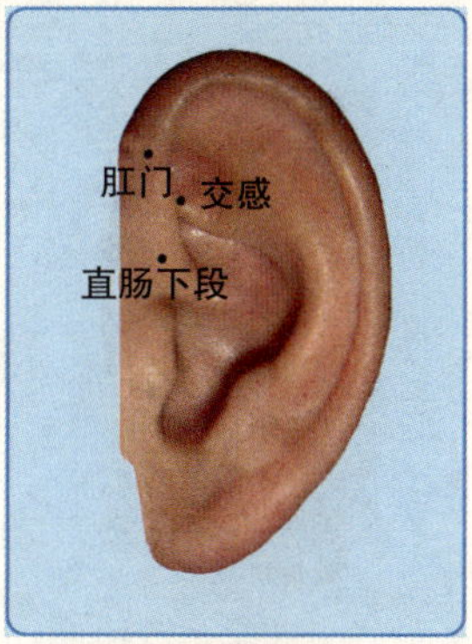

图 3　42　痔疮主穴

【耳穴治疗】

（1）取穴（图 3－42）　主穴取肛门、直肠下段、交感，配穴（图 3－43）取神门、肺、脾、大肠、皮质下。

肛门、直肠下段：因为痔疾为肛肠疾病，按照相应部位取穴，肛门与直肠下段两穴为主治肛肠疾病的要穴。交感：取其平衡消化系统功能，痔疮即是消化系统失调的一个具体表现。神门：以安神定志止痛为主要作用，取其调神之功。肺：肺主气，朝百脉，取“调气则后重自除”之意，又因肺与大肠相表里，大肠有病亦会取肺穴治疗。

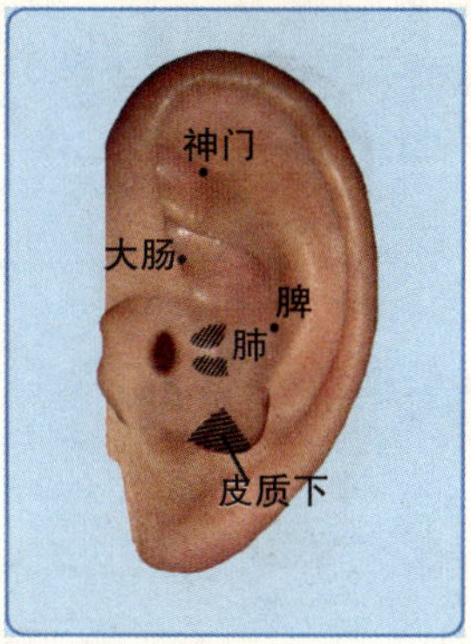

图 3－43　痔疮配穴

脾：脾为气血生化之源，便血日久，气随血失，而迁延病重，以化生气血，固摄津液为用。大肠：痔疮为大肠之病，取大肠穴以通腑气，荡涤积滞，取便脓者当下之的思路。皮质下：主管消化系统疾病，亦可以抑制疼痛中枢以缓解疼痛。

（2）治法　每次选穴4~5个，用王不留行贴压穴处，反复捏压至有酸沉麻木，或疼痛烧灼感。

第三十节　乳腺增生

乳腺增生为女性最常见的乳房疾病，其发病率占乳腺疾病的首位。乳腺增生是乳腺上皮和纤维组织增生，乳腺组织导管和乳小叶在结构上的退行性病变及进行性结缔组织的生长，以乳房疼痛和肿块为主要的临床表现。中医学将其归入“乳癖”的范畴。中医学认为，乳房属肝经，肝主疏泄，喜条达而恶抑郁，如情怀不畅，肝气不疏，甚或郁怒伤肝，思虑伤脾，气滞血瘀，则冲任不调，痰凝成核，痰瘀凝滞于乳房，郁结不散，日积月累，而成乳癖。

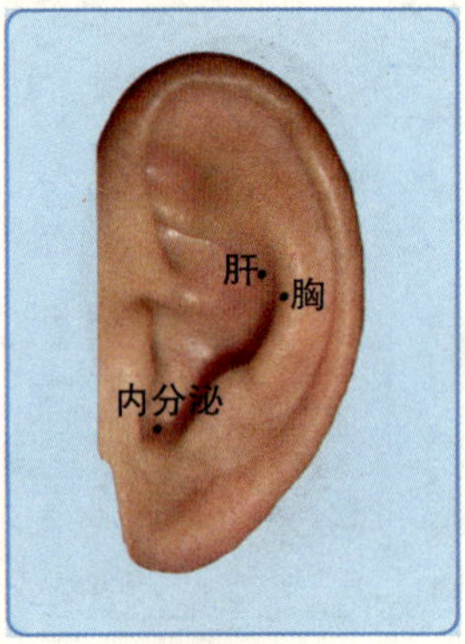

图3-44　乳腺增生主穴

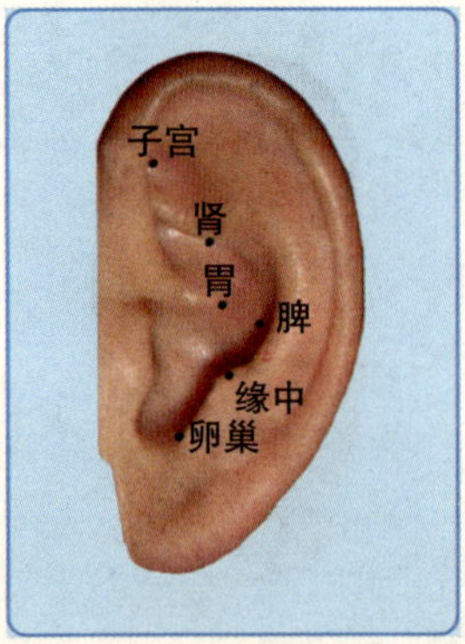

图3-45　乳腺增生配穴

【临床表现】

（1）乳房疼痛　常为胀痛或刺痛，可累及一侧或两侧乳房，以一侧偏重多见，疼痛严重者不可触碰，甚至影响日常生活及工作，与月经周期及情绪变化有关。

（2）乳房肿块　肿块可发于单侧或双侧乳房内，单个或多个，好发于乳房外上象限，亦可见于其他象限。乳房肿块也有随月经周期而变化的特点，月经前肿块增大变硬，月经来潮后肿块缩小变软。

（3）乳头溢液　少数患者可出现乳头溢液，为自发溢液，呈草黄色或棕色浆液性溢液。

（4）月经失调　本病患者可兼见月经前后不定期，量少或色淡，可伴痛经。

（5）情志改变　患者常感情志不畅或心烦易怒，每遇生气、精神紧张或劳累后加重。

【耳穴诊断】

（1）视诊　胸与胸椎下缘或颈与颈椎上缘有白色粒状突起。

（2）触诊　可触及结节，多可移动，有压痛。

（3）电诊　上述区域呈阳性反应。

【耳穴治疗】

（1）取穴　主穴（图3-44）取乳腺、内分泌、胸、肝，配穴（图3-45）取子宫、缘中、卵巢、肾、脾、胃。

（2）操作方法　用王不留行（或逍遥丸）按压，3～5天更换，5次为一疗程。每天按压4次，以有胀痛灼热感为好。

第三十一节　胆道蛔虫症

胆道蛔虫症是寄生于肠道的蛔虫，由于胃肠功能紊乱或药物刺激（如服用驱蛔药量不当）等，致蛔虫上窜，钻入肠道，引起胆道痉挛和梗阻，甚至导致胆道细菌感染的一种急腹症。中医学称本病为“虫心痛”或“蛔厥”。发病时心窝部出现“钻”、“顶”样剧痛，四肢厥冷，甚至从口中吐出蛔虫。可因情志抑郁、饮食不节、虫瘀阻，或受外邪侵袭，湿热蕴结等多种病因，引起肝胆气郁，疏泄失调而成病。

【临床表现】

（1）儿童、青少年多见，常有驱蛔虫史。

（2）突然阵发性上腹钻顶样痛，间歇期宛如常人。

（3）绞痛时伴恶心、呕吐，可吐蛔虫。

（4）后期有胆管炎及各种并发症表现。

（5）腹肌软，仅有剑突下或右上腹深压病。

（6）间歇期无体征。

（7）症状剧烈，但体征轻微，“症征不符”为本病特点。

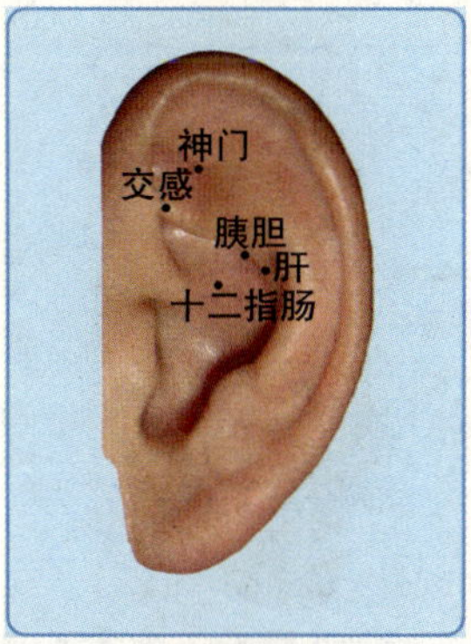

图3－46　胆道蛔虫主穴

【耳穴诊断】

（1）视诊　胆和十二指肠区可见片状红润或暗紫色凹陷，血管充盈呈暗紫色。

（2）触诊　胆道区凹陷，可触及条索或条片状物，压痛明显。

（3）电诊　上述区域呈阳性反应或强阳性反应。

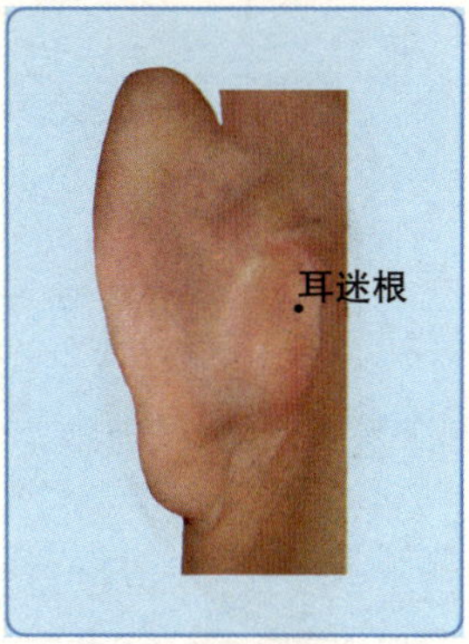

图3－47　胆道蛔虫配穴

【耳穴治疗】

（1）取穴　主穴（图3－46）取胰胆、迷根，配穴（图3－47）取肝、十二指肠、神门、交感。

（2）操作方法　先刺右侧，疼痛未止再刺左侧，强刺激；或以0.25%普鲁卡因在上述穴位注射，每穴0.3ml，每日1～2次。

第三十二节　慢性胆囊炎

慢性胆囊炎系指胆囊慢性炎症性病变，大多为慢性结石性胆囊炎占85%～95%，少数为非结石性胆囊炎，如伤寒带菌者。本病可由急性胆囊炎反复发作迁延而来，也可慢性起病临床表现无特异性。常见的症状是右上腹部或心窝部隐痛，食后饱胀不适嗳气，进食油腻食物后可有恶心，偶有呕吐在老年人。亦可无临床症状，称无症状性胆囊炎慢性胆囊炎，中医名曰胆胀。胆胀之名出《灵枢·胀论》，曰："胆胀者，胁下痛胀，口中苦，善太息"。胆胀是因湿热痰瘀等邪阻滞于胆，或因情志郁怒等刺激，使胆气郁滞不疏。以反复发作右上腹疼痛、痞胀等为主要表现的内脏胀病类疾病。

【临床表现】

（1）体征　反复发作性上腹部疼痛，多发生在右上腹或中上腹部，并向右肩胛下区放射。腹痛常发生于餐后，但亦可与饮食无关，疼痛常呈持续性。可伴有反射性恶心，少有呕吐及发热、黄疸等症状。可伴有反酸、嗳气等消化不良症状，并于进油腻食物后加重。在急性发作或结石嵌顿在胆管时可有急性胆囊炎或胆绞痛的典型症状。

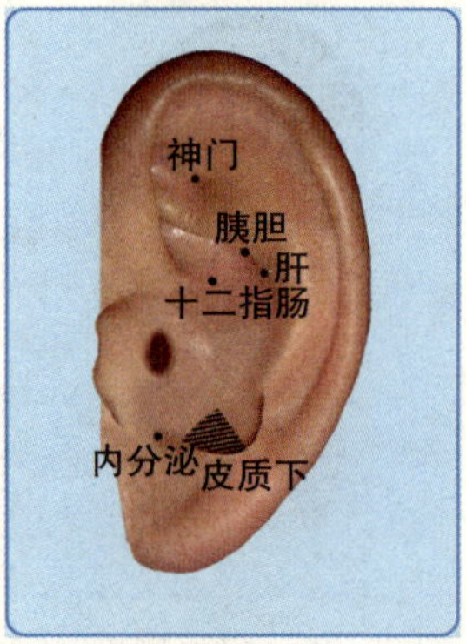

图3－48　慢性胆囊炎主穴

（2）体检发现　右上腹部压痛，急性发作时同急性胆囊炎的表现。部分患者可无阳性体征。

（3）实验室检查　急性发作时与急性胆囊炎的实验室检查相同，无急性发作时可无异常改变。B超检查可探知胆囊的大小、壁厚薄、有无结石等。口服胆囊造影检查可观察胆囊收缩功能是否存在、胆囊内有无结石等。

【耳穴诊断】

（1）视诊　胆区呈白色片状隆起，边缘清楚。

（2）触诊　胆区片状隆起发硬，并可触及条索，压痛不明显。

【耳穴治疗】

（1）取穴　主穴（图3－48）取胰胆、肝、神门、十二指肠、皮质下、内分泌。配穴（图3－49）：腹胀加脾，三焦；恶心、嗳气加胃；发热加耳尖；向右肩背放射痛加肩。

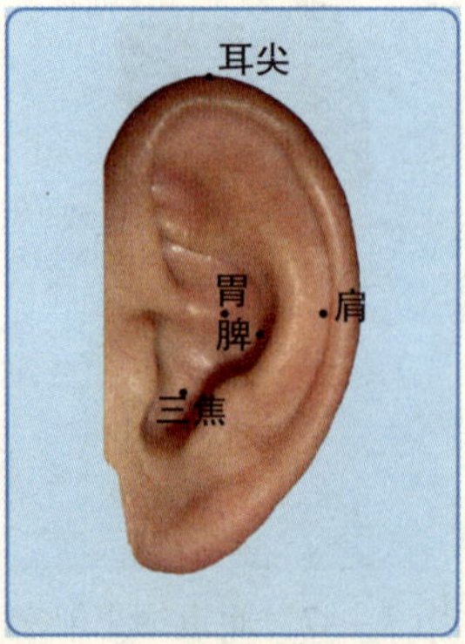

图3－49　慢性胆囊炎配穴

（2）方法　治疗时取所有的主穴及相应的配穴，用探棒在所选的区域内找出敏感点。常规消毒后用胶布将王不留行固定于敏感点上。嘱患者每日自行按5～7遍，每次每穴按压15～20次，使耳部穴位有酸胀感。每次贴压单侧耳穴。3日换1次，两侧耳穴交替使用。换贴10次为一疗程，疗程间休息5～7日，治疗3～5个疗程后观察疗效。

第四章　妇科疾病耳针疗法

第一节　带下病

带下病又称为白带异常，白带是指女性阴道分泌的一种液体，在正常情况下起到润滑、保护阴道的作用。当白带的颜色、质量、数量出现异常时则是某种疾病的表现，包括白带增多和白带减少。据有关资料评估调查显示以白带增多为主。古有五色带之名，尤以白带为多见。多因脾虚湿热，或寒湿困脾而致冲任不固，带脉失约所致。临床表现以阴道分泌物量多为主，带下色白、质稀、味腥，或色黄、质稠如涕如脓，且连绵不断。

【临床表现】

（1）无色透明黏性白带　多因应用雌激素药物或体质虚弱所致。症状是外观正常，白带量多，伴腰酸乏力。

（2）脓性白带　常有滴虫性阴道炎、慢性宫颈炎、老年性阴道炎、子宫内膜炎、宫腔积液、阴道异物等化脓性细菌感染所引起。表现为黄色或黄绿色，有腥臭味。

（3）豆腐渣样白带　是霉菌性阴道炎所致，伴外阴瘙痒。

（4）血性白带　多由宫颈息肉、老年性阴道炎、重度慢性宫颈炎、宫颈癌、宫体癌或宫内节育器副反应等因素引起。特别是白带中混有多少不等的血液，伴头晕。

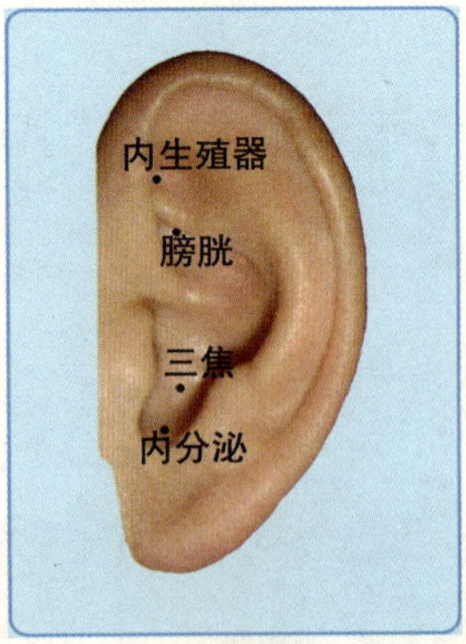

图4－1　带下病取穴

【耳穴诊断】

视诊　子宫区呈点状丘疹充血。

【耳穴治疗】

（1）取穴（图4－1）　内生殖器、内分泌、膀胱、三焦。

（2）方法　毫针刺，每次选2～3穴，中等刺激强度，每日1次，每次留针15～20分钟。亦可用揿针埋藏或用王不留行贴压，每3～5日更换一次。

第二节　经前期综合征

育龄妇女在应届月经前7~14天（即在月经周期的黄体期），反复出现一系列精神、行为及体质等方面的症状，月经来潮后症状迅即消失。由于本病的精神、情绪障碍更为突出，以往曾命名为“经前紧张症”、“经前期紧张综合征”。近年认为本病症状波及范围广泛，除精神神经症状外还涉及几个互不相联的器官、系统，包括多种多样的器质性和功能性症状，故总称为“经前期综合征”。本病特点是周而复始地在月经前后及经期发病，因此，月经前后、经期的生理变化主要是由于卵巢内分泌功能失衡导致的。中医学称之为“经行头痛”、“经行浮肿”、“经行乳痛”等，统称为“月经前诸证”。它的发病率约占适龄妇女的40%。本病常见的病因病机有肝郁、脾虚、肾虚、气血虚弱和瘀血，其中肝郁最为多见。

【临床表现】

现在临床主要根据下述3个关键要素进行诊断。

①在前3个月经周期中周期性出现至少一种精神神经症状，如疲劳乏力、急躁、抑郁、焦虑、忧伤、过度敏感、猜疑、情绪不稳等和一种体质性症状，如乳房胀痛、四肢肿胀、腹胀不适、头痛等。

②症状在月经周期的黄体期反复出现，在晚卵泡期必须存在一段无症状的间歇期，即症状最晚在月经开始后4天内消失，至少在下次周期第12天前不再复发。

③症状的严重程度足以影响患者的正常生活及工作。

凡符合上述3项者才能诊断为经前期紧张综合征。

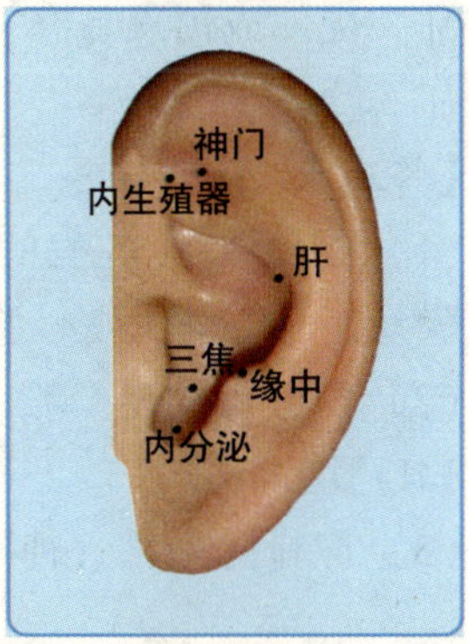

图4-2　经前期综合征主穴

【耳穴诊断】

肝、皮质下、内生殖器重度压痛。

【耳穴治疗】

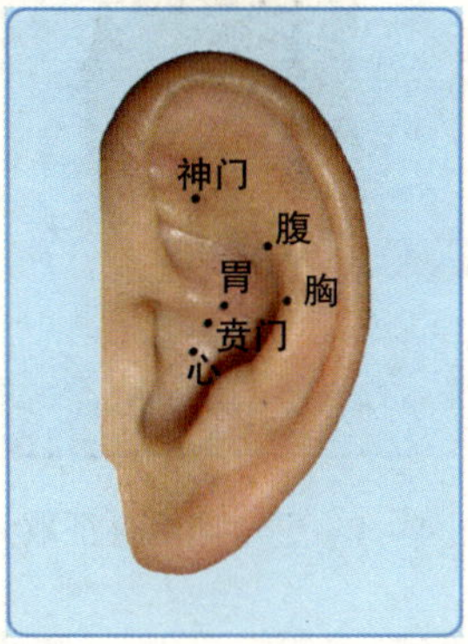

图4-3　经前期综合征配穴

(1) 取穴　主穴（图4-2）取内生殖器、内分泌、缘中、耳神门、皮质下、肝、三焦。配穴（图4-3）：精神症状者，加心；胃肠症状者，加胃、贲门；小腹痛者，加腹、盆腔；乳房胀痛者，加胸。内生殖器、内分泌、缘中：调节内分泌功能。耳神门、皮质下：镇静安神。肝：疏肝理气活血。

（2）治法　采用耳穴贴压疗法，用强刺激手法，每周贴压2次，5次为一疗程。患者亦可自行采用耳穴按摩法，每日2次。

第三节　更年期综合征

更年期综合征是由雌激素水平下降而引起的一系列症状。更年期妇女，由于卵巢功能减退，垂体功能亢进，分泌过多的促性腺激素，引起植物神经功能紊乱，从而出现一系列程度不同的症状，如月经变化、面色潮红、心悸、失眠、乏力、抑郁、多虑、情绪不稳定、易激动、注意力难于集中等，称为“更年期综合征”。在中医学亦有称“经断前后诸证”。多因妇女将届经断之年，先天肾气渐衰，任脉虚，太冲脉衰，天癸将竭，导致机体阴阳失调，或肾阴不足，阳失潜藏；或肾阳虚衰，经脉失于温养而出现一系列脏腑功能紊乱的证候。以绝经或月经紊乱、忧郁或烦躁易怒、情绪不稳定、潮热汗出、失眠、心悸、头晕、耳鸣等为主症。

【临床表现】

（1）年龄45～55岁的妇女，除月经失调外，烘热、汗出为典型症状，或伴有烦躁易怒、心悸失眠、胸闷头痛、情志异常、记忆力减退、腰腿酸痛等。

（2）内分泌测定　雌二醇（E2）降低，促卵泡激素（FSH）、促黄体生成激素（LH）增高。

（3）应排除精神、神经性疾病，甲状腺功能亢进，心血管疾病等。

【耳穴诊断】

（1）视诊　是否有皮肤色泽、形态改变等。

（2）触诊　皮质下、内分泌、内生殖器、肾是否有阳性反应点，即疼痛阈值增高或降低。

（3）电测法　皮质下、内分泌、内生殖器是否有阳性反应点。

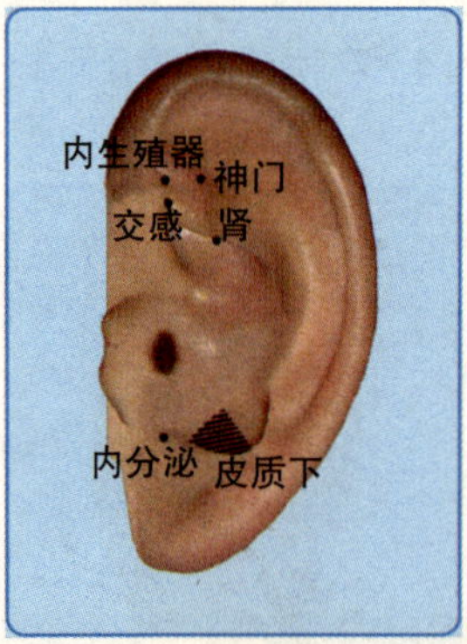

图4－4　更年期综合征取穴

【治疗方法】

（1）取穴（图4－4）　皮质下、内分泌、内生殖器、肾、神门、交感。

（2）方法　每次选2～3穴，埋针、压籽或压磁法。2日1次，两耳交替。

第四节　月经失调

月经失调也称月经不调，为妇科常见病。表现为月经周期或出血量的异常，或是月经前、经期时的腹痛及全身症状。病因可能是器质性病变或是功能失常。许多全身性疾病如血液病、高血压病、肝病、内分泌病、流产、宫外孕、葡萄胎生殖道感染、肿瘤（如卵巢肿瘤、子宫肌瘤）等均可引起月经失调。中医妇科中，月经不调的含义有广义与狭义之分，广义的月经不调，泛指一切月经病；狭义的月经不调仅仅指月经的周期、经色、经量、经质出现异常改变，并伴有其他症状。中医学认为月经与肝、脾、肾关系密切，肾气旺盛，肝脾调和，冲任脉盛，则月经按时而下。月经失调可分为月经先期、月经后期、月经先后无定期以及经量过多过少。

【临床表现】

（1）月经周期提前或错后7天以上或先后无定期。

（2）月经量少或点滴即净。

（3）月经量多或行经时间超过8天以上。

【耳穴诊断】

（1）视诊　子宫穴色红润、子宫区呈不规则的形状。

（2）触诊　子宫穴凹陷或呈条片状软骨增厚。

（3）电测法　子宫区有阳性反应点、子宫穴呈良导点反应。

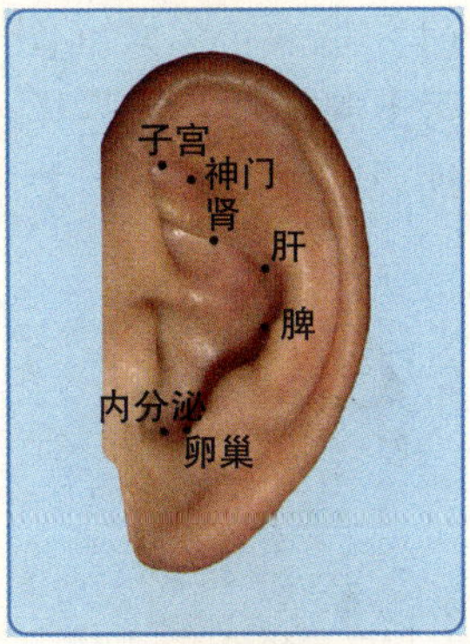

图4－5　痛经、功能性子宫出血、闭经取穴

【耳穴治疗】

（1）穴位（图4－5）　取子宫、内分泌、卵巢、神门、肝、脾、肾。

（2）方法　每次3～5穴，毫针中等刺激，留针15～30分钟，每日或隔日1次；也可用耳穴贴压法，2～3日更换1次。

第五节　痛　　经

痛经系指经期前后或行经期间，出现下腹部痉挛性疼痛，并有全身不适，严重影响日常生活者，可分原发性和继发性两种。经过详细妇科临床检查未能发现盆腔器官有明显异常者，称原发性痛经，也称功能性痛经。继发性痛经则指生殖器官有明显病变者，如子宫内膜异位症、盆腔炎、肿瘤等。痛经实者多痛于未行之前，经通而痛自减；虚者多痛于既行之后，血去而痛未止，或血去而痛益甚。大都可揉可按为虚，拒按拒揉为实。周期性小腹疼痛虽是本病的主要临床表现，中医学往往通过其疼痛发作的时间、性质、部位及疼痛的程度进行辨证治疗。临床可分气滞血瘀、寒湿凝滞、气血虚弱、湿热下注等4个证型。

【临床表现】

（1）原发性痛经指经妇科检查，生殖器官无明显器质性病变者，多发生于月经初潮后2～3年青春期少女或已生育的年轻妇女。

原发性痛经的诊断根据：初潮后1～2年内发病；在出现月经血或在此之前几个小时开始痛，疼痛持续时间不超过48～72小时；疼痛性质属痉挛性或类似分娩产痛；妇科双合诊或肛诊阴性。

（2）继发性痛经指生殖器官有明显的器质性病变者，经妇科检查、B型超声显像、腹腔镜等技术检查有盆腔炎、子宫肿瘤、子宫内膜异位病变致痛经。

【耳穴诊断】

（1）视诊　在子宫区可见点片状白色或红色。

（2）电测　子宫、卵巢、内分泌等穴可呈阳性反应。

【耳穴治疗】

（1）取穴　主穴（图4－6、图4－7）取内生殖器、肝、胆、肾、腹、内分泌、肾上腺、耳背沟、耳迷根、皮质下。配穴（图4－8）：恶心呕吐加胃，心烦不安加心、神门。

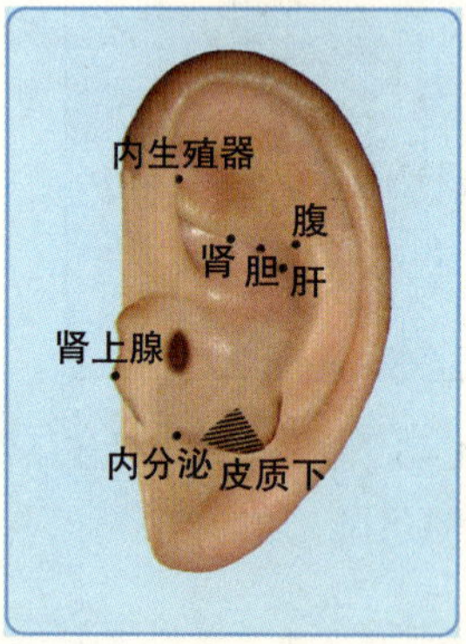

图4－6　痛经主穴1

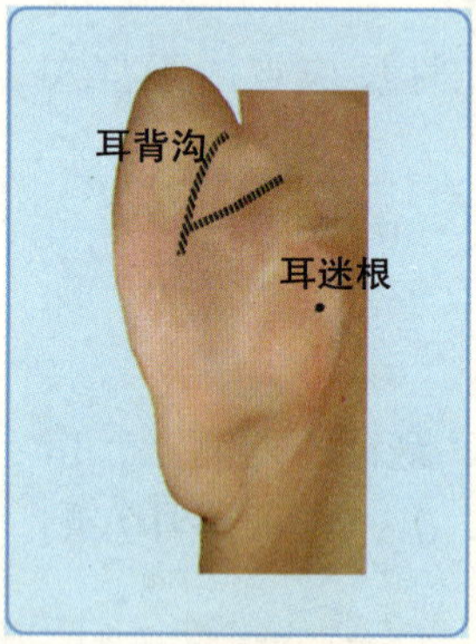

图4－7　痛经主穴2

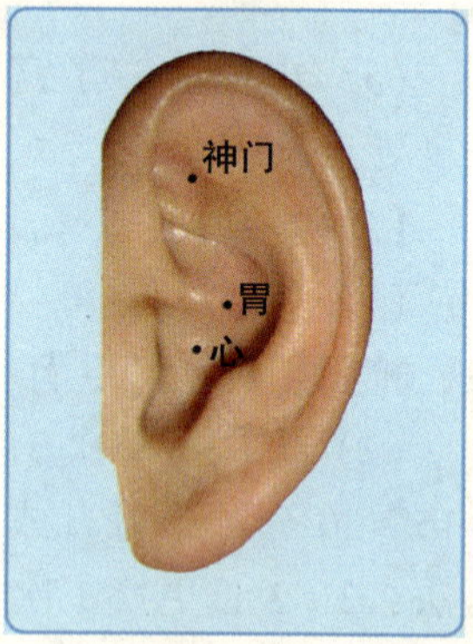

图4－8　痛经配穴

（2）治法　主穴每次选3～4穴，据症加配穴。用王不留行以胶布固定于所选的耳穴上。每次一侧穴，双耳轮替。嘱患者每日自行做不定时按压，每天按压10次左右，每次按压2～3分钟。耳穴出现发热效果更佳。每周换贴2～3次。

第六节　盆腔炎

盆腔炎是指包括子宫、输卵管、卵巢及附属结缔组织等内生殖器的炎症。根据发病过程和临床表现，可分为急性和慢性盆腔炎两大类。前者多由于生殖器官手术消毒不严或不注意经期卫生，使病原体侵入生殖器感染而致；后者往往由于急性盆腔炎治疗不及时、不彻底，炎症迁延所致，也有的盆腔炎没有明显的急性期。本病在中医学属“热痛”、“癥瘕”、“带下”等证的范畴，多因肝肾虚弱、正气不足、病邪乘虚而入、湿热瘀毒滞留下焦而发病。日久则气血瘀滞，脉络失和，甚则结成瘀块。

【临床表现】

急性盆腔炎有急性感染病史，下腹隐痛、肌肉紧张、有压痛及反跳痛，伴有心率快、发热，阴道有大量脓性分泌物。病情严重时可有高热、头痛、寒战、食欲不振、大量的黄色白带伴有味、小腹胀痛、压痛、腰部酸痛等；有腹膜炎时出现恶心、腹胀、呕吐、腹泻等；有脓胀形成时，可有下腹包块及局部压迫刺激症状，包块位于前方可有排尿困难、尿频、尿痛等，包块位于后方可致腹泻。

慢性盆腔炎全身症状为有时低热，易感疲劳，部分患者由于病程长而出现神经衰弱症状，如失眠、精神不振、周身不适等。下腹部坠胀、疼痛及腰骶部酸痛，常在劳累、性交后、月经前后加剧。由于慢性炎症而导致盆腔淤血、月经过多，卵巢功能损害时会出现月经失调，输卵管粘连阻塞时会导致不孕症。

【耳穴诊断】

（1）耳廓视诊　阳性反映多在盆腔穴或三角窝，急性盆腔炎呈点状或小片状红色隆起、有光泽，慢性盆腔炎呈暗红色丘疹或脂溢性脱屑。

（2）耳穴电探测或压痛法　可在盆腔、内生殖器、内分泌等穴区探及敏感。

（3）点耳穴扪诊法　可在盆腔穴区触及点状或小片状隆起。

（4）耳穴染色法　可在三角窝有小片状或小点状染色。

【治疗方法】

（1）取穴　主穴（图4－9）取盆腔、内生殖器、肾上腺，配穴（图4－10）取神门、内分泌、肾、肝。

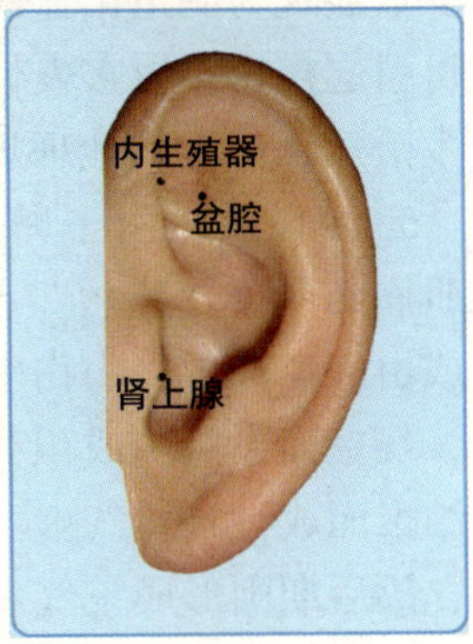

图4－9　盆腔炎主穴

(2) 取穴依据

①盆腔：为相应部位取穴，消炎止痛。

②肝、脾：本病由于湿热、瘀毒潴留于下焦，与肝、脾二脏有关，取肝、脾可泻肝经瘀热，清利脾络湿热。

③内分泌、肾上腺：抗感染要穴。

(3) 方法

①耳毫针法：主穴全取，再选加1～3个配穴。在所选区探寻敏感点，耳毫针对准敏感点进针，急性盆腔炎用泻法捻转，慢性盆腔炎用补法捻转。留针30分钟，其间每5分钟行针1次；1～2天针刺1次，10次为一疗程，疗程间休息1周。

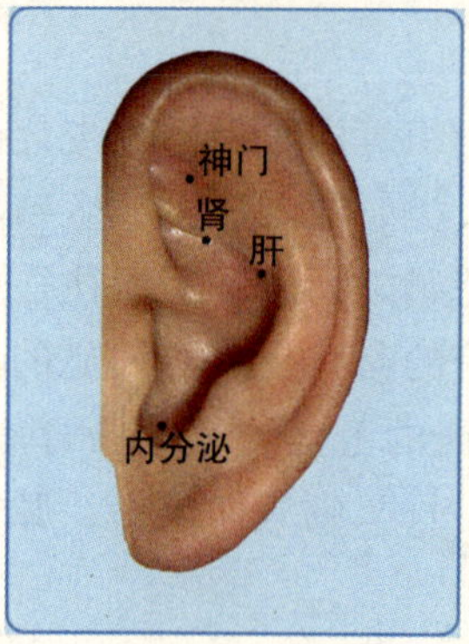

图4－10　盆腔炎配穴

②耳穴药物注射法：主配穴各选1～2穴，可选用青霉素、庆大霉素、注射用水等。注射针头刺入所选穴位皮下，推入针水，使局部皮下形成一小丘疹即可。每日注射1～2次，10次为一疗程。

③耳穴压丸法：慢性盆腔炎患者以此法为宜，取穴同耳针法。首先在所选穴区探寻敏感点，将王不留行胶布对准敏感点压贴，行平补平泻手法。一周2～3次，10次为一疗程，嘱患者每日按压不少于3次。

④耳穴电刺激法：选取主配穴共4穴，敏感点进针后接通电针治疗仪的输出导线，急性盆腔炎通电30分钟，每日1次；慢性盆腔炎通电15分钟，隔日1次，用疏密波，输出以患者能耐受为度，疗程间休息7天。

第七节　子宫肌瘤

子宫肌瘤又称子宫平滑肌瘤，是女性生殖器最常见的一种良性肿瘤，多无症状，少数表现为阴道出血腹部触及肿物以及压迫症状等。如发生蒂扭转或其他情况时可引起疼痛。以多发性子宫肌瘤常见本病确切病因不明，西医学采取性激素或手术治疗，尚无其他理想疗法子宫肌瘤好发于卵巢功能较旺盛的30～45岁的妇女。50岁以后，由于卵巢功能明显衰退肌瘤大多自行缩小。传统中医学讲，子宫肌瘤归属于“癥瘕”范畴。而“癥瘕”的形成多与正气虚弱、气血失调有关。或由经期产后，内伤生冷，或外受风寒，或恚怒伤肝，气逆而血留，或忧思伤脾，气虚而血滞，或积劳积弱，气弱而不行所致。常以气滞血瘀、痰湿内阻等因素结聚而成，且正气虚弱为形成本病的主要病机，一旦形成，邪气愈甚，正气愈伤，故后期则形成正气虚，邪气实，虚实错杂之痼疾。

【临床表现】

子宫肌瘤诊断标准如下。

①月经过多，经期延长或不规则出血，下腹可出现硬块，少数有疼痛及压迫症状或伴盆血。

②子宫增大质硬。

③探测宫腔增长或变形。

④诊刮时宫腔内触及凸起面。

⑤B 型超声或子宫镜检查可协助诊断。

【耳穴诊断】

（1）触诊　子宫区可触及圆形结节或条索状增生。

（2）电测　子宫穴呈阳性反应。

【耳穴治疗】

（1）取穴（图 4－11）　子宫、腹、盆腔、神门、肝、内分泌。子宫肌瘤属妇科疾病，应该选关于生殖系统的耳穴，主穴为子宫。

子宫位于腹部、盆腔，故配穴中应有腹及盆腔。该病多与情致不舒有关，应选择镇静安神的神门。子宫肌瘤多因气滞血瘀，而且女子以肝为先天，肝主藏血，主疏泄，调畅气机，故应选肝。西医学认为该病因体内激素水平异常，应选内分泌。

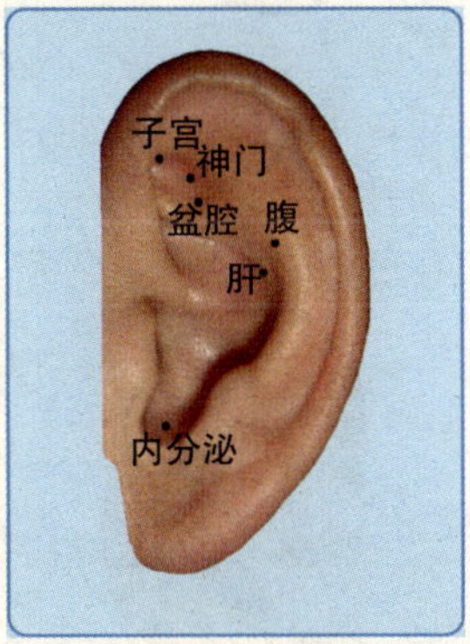

图 4－11　子宫肌瘤取穴

（2）方法　首先在所选穴区探寻敏感点，将王不留行胶布对准敏感点压贴，行平补平泻手法。一周 2～3 次，10 次为一疗程，嘱患者每日按压不少于 3 次。

第八节　胎位不正

胎位不正是指妊娠 30 周后，胎儿在子宫内的位置不居头位而言。本病常见于经产妇或腹壁松弛的孕妇，无自觉症状，诊断需做产科检查，并确定其臀位、横位或斜位等异常胎位。妊娠 30 周以前发现胎位不正，可暂不作处理，因至妊娠后期大多可自行转成头位（枕前位）。胎儿在母体内生长、发育及其运动全受母体气血支配，若孕期久站、负重劳作伤肾，致肾气不充，冲任不固，精血亏损，不能维系胞宫；或过食肥甘，或情志抑郁，致胎儿在宫内位置不能应时转为头位，则成异常胎位。

【临床表现】

（1）妊娠 28 周后经腹部、阴道、B 超检查证实为异常胎位。

（2）臀位诊断　腹部检查子宫呈纵椭圆形，子宫底部可触到圆而硬、按压有浮球感的胎头。耻骨联合上方可触到软、宽而不规则的胎臀。胎心音在脐上方左或右侧听得最清楚。B超检查胎头在肋缘下。耻骨联合上方为臂或为足。

（3）横位诊断　子宫呈横椭圆形，胎头在母体腹部一侧触及，耻骨联合上方较空虚。胎心音在脐周两旁最清楚。B超检查胎头在母体腹部的一侧。

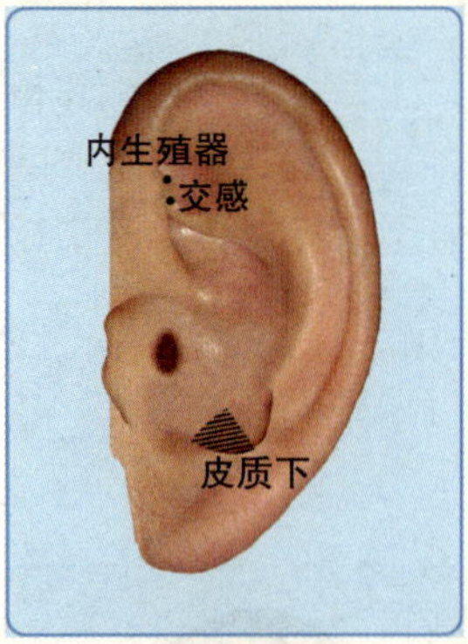

图4－12　胎位不正主穴

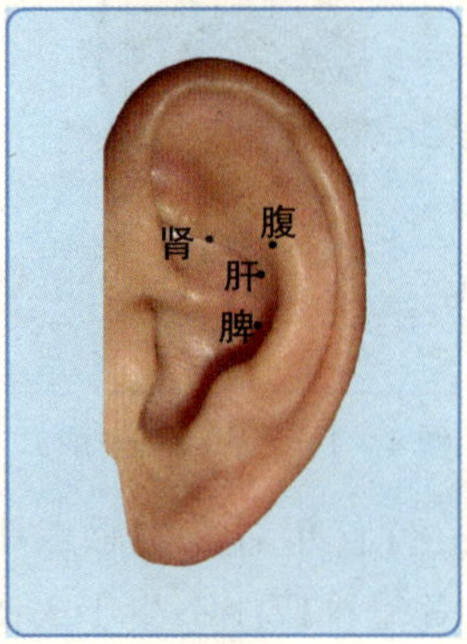

图4－13　胎位不正配穴

【耳穴诊断】

电测　内生殖器，转胎穴呈阳性反应。

【耳穴治疗】

（1）取穴　主穴（图4－12）取内生殖器、转胎穴、交感、皮质下，配穴（图4－13）取腹、肝、脾、肾。转胎穴位置：在内生殖器穴下方。

（2）治法　主穴可仅取前二穴，亦可均取，效不显时，酌选配穴。如仅取内生殖器及转胎穴，内生殖器双侧均用，转胎穴独取右侧；如全部取用，则每次选一侧，两耳交替轮用。以王不留行贴压，贴压前必须用探棒或耳穴探测仪仔细找到所选穴区中的敏感点。并嘱咐孕妇每日早、中、晚自行按压穴丸各100次，按压时要注意姿势：如为横位，可取坐位；如为臀位，则取臀高头低仰卧位，下肢屈曲，臀部抬高20～30cm，或平卧。注意转胎应在空腹时进行。贴压4天为一疗程，如异常胎位仍未矫正者，可继续换贴耳穴。

第九节　产后尿潴留

新产后小便点滴而下，甚至闭塞不通，小腹胀急疼痛者，称为“产后尿潴留”、“产后小便不通”。本病在产后3日内多见，也可发生在产褥期，是产后常见的并发症之一，常与分娩有关。多由产程过长，膀胱三角区受压过久，以致膀胱麻痹，排尿反射障碍，造成排尿困难，甚则闭塞不通。中医学将产后尿潴留归入“产后癃闭”、“产后小便难”、“产后淋候”范畴。由于产程延长、产时伤气，而使气血不能通调水道；或早婚多产伤肾，产后肾气更虚，膀胱温化失司；或产后情志不舒，肝郁气滞，气机阻滞，升降失司，膀胱气化不利；或滞产逼脬膀胱受压时间过长，气血运行受阻，气血郁久化热，瘀热互结致膀胱气化不利；或过食辛热，感受湿热之邪蕴结下焦，热灼脬络；或素体阴虚火旺，移热于膀胱，影响膀胱气化而致产后小便不通。

【临床表现】

产后尿闭，无尿意或小便不畅，小腹胀急、疼痛，小腹膨癃、压之疼痛，而小便不出，苔薄脉细弱。

【耳穴诊断】

(1) 视诊　膀胱、肾、尿道、子宫、肺、皮质下穴呈点片状红晕。

(2) 触诊　膀胱、肾、尿道、子宫压痛明显。

(3) 电测　膀胱、肾、尿道、子宫、皮质下呈阳性反应。

【耳穴治疗】

(1) 取穴　主穴（图 4－14）取膀胱、尿道、肾、子宫、三焦，配穴（图 4－15）取交感、神门、皮质下。

(2) 治法　以主穴为主，酌加配穴，每次取 2～4 穴，以捻转法行强刺激。留针 40～60 分钟，每隔 5～10 分钟运针 1 次。亦可选 1～2 穴，每穴注入维生素 B_{12} 0.2ml。

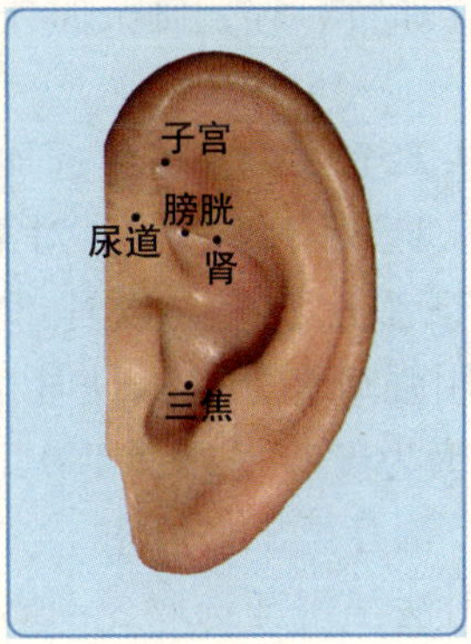

图 4－14　产后尿潴留主穴

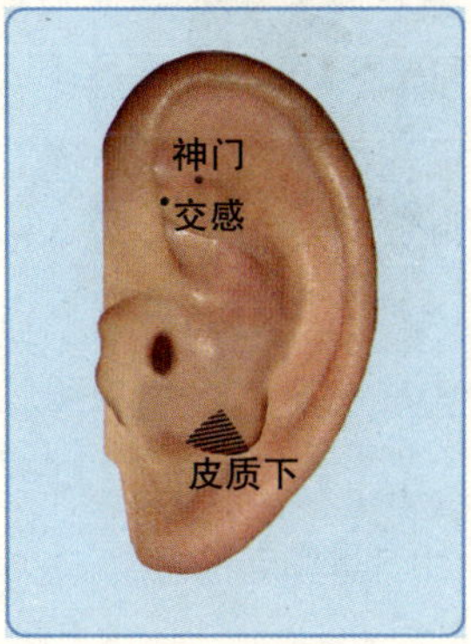

图 4－15　产后尿潴留配穴

第十节　功能失调性子宫出血

功能失调性子宫出血，简称功血，是一种常见的妇科疾病，是指异常的子宫出血，经诊查后未发现有全身及生殖器官器质性病变，而是由于神经内分泌系统功能失调所致。表现为月经周期不规律、经量过多、经期延长或不规则出血。根据排卵与否，通常将功血分为无排卵型及排卵型两大类，前者最为多见，约占 80%～90%，主要发生在青春期及更年期，后者多见于生育期妇女。功能失调性子宫出血病常表现为月经周期失去正常规律，经量过多，经期延长，甚至不规则阴道流血等。本病属中医学“崩漏”、“崩中”范畴。中医学认为“肾主生殖”、“肾为生命之源”、“经本于肾”，功能失调性子宫出血多与肾有密切关系，并与肝脾及血瘀等也有一定联系。

【临床表现】

无排卵型功血临床表现可能闭经一段时间后发生出血，出血亦可为无规律性，量的多少与持续及间隔时间均不定，有的仅表现经量增多、经期延长。大量出血时，可造成严重贫血。

排卵型功血临床表现有规律的月经周期，但周期缩短，或经前数日即有少量出血，经血量可无变化。

【耳穴诊断】

(1) 视诊　子宫、卵巢、肾、脾呈点片状红晕，子宫穴脱屑、血管网状。

(2) 触诊　子宫、内分泌有压痛。

(3) 电测　子宫、卵巢、肾、脾、肝、内分泌呈阳性反应。

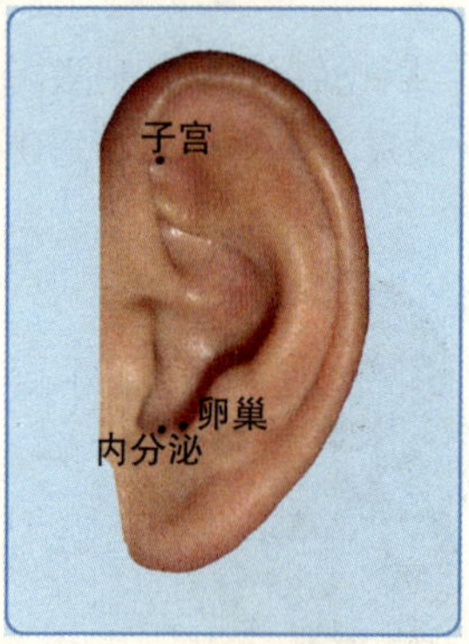

图 4-16　功能失调性子宫出血主穴

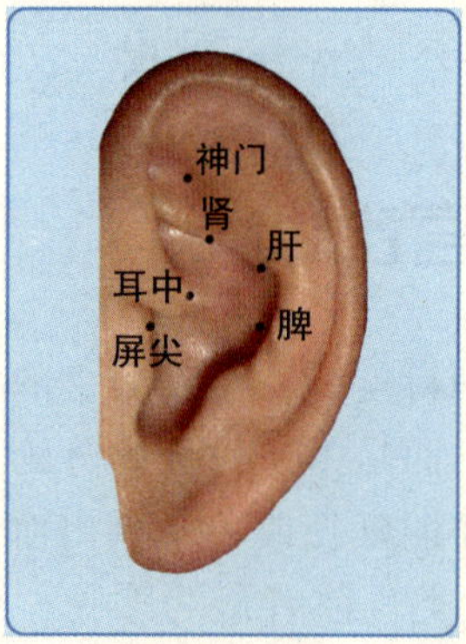

图 4-17　功能失调性子宫出血配穴

【耳穴治疗】

(1) 取穴　主穴（图 4-16）取子宫、卵巢、内分泌。配穴（图 4-17）：血热加神门、屏尖，肾虚加肾、肝，脾虚加肾、脾，血瘀加耳中、肝。

(2) 方法

①耳毫针法：主穴全取，再随症选加 1~3 个配穴。首先在所选穴区探寻敏感点，对准敏感点进针，进双针。虚证手法宜轻，以耳部产生痛、热感为度；实证宜用强刺激手法，使耳部产生痛热感并有面部发热感为度。每天针 1 次，每次一侧耳穴，两耳交替，治疗至出血停止。

②耳穴药物注射法：辨证选取 3~5 穴，在所选穴区探寻敏感点，用 1~2ml 注射器，4~4.5 号针头，抽取维生素 H　1ml，对准敏感点刺入，每穴推针水 0.1ml，使局部皮下产生一小丘疹为宜。每日注射 1 次，每次一侧耳穴，两耳交替，治疗至出血停止。

③耳穴压丸法：取穴同耳针法。王不留行压贴在所选穴区的敏感点上，每次一侧耳穴，两耳交替，2~3 日换贴 1 次。虚证用轻柔按摩补法，实证用对压泻法，并嘱患者每日自行按压 4~5 次耳穴，每次每穴按压 0.5 分钟。本法多用在出血症状控制或缓解后的巩固治疗。

第五章　儿科疾病耳针疗法

第一节　小儿腹泻

小儿腹泻是由不同原因引起的以腹泻和呕吐为主要表现的综合征。临床以大便次数增多，粪质稀薄或如水样，或夹有不消化食物为主症。小儿腹泻分感染性和非感染性腹泻，前者包括肠炎、痢疾和霍乱；后者也称消化不良或单纯性腹泻。中医学称为泄泻，多因内伤于食，或外受寒湿暑热之邪，以致胃肠失和，或因脾肾不足所致。本病可分为失泄、食泄、寒泄、热泄、暑泄、虚泄。

【临床表现】

(1) 大便性状有改变，呈稀便、水样便、黏液便或脓血便。

(2) 大便次数比平时增多。

【耳穴诊断】

脾气虚者可在脾区出现白色压痕，恢复平坦时间长；肾虚者可在肾区出现白色压痕，恢复平坦时间长。

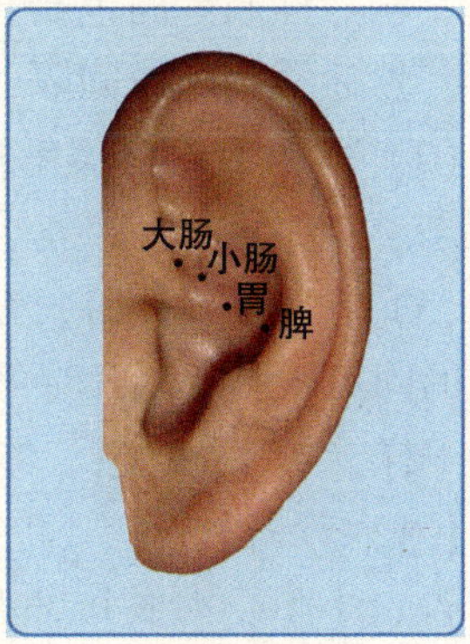

图 5－1　小儿腹泻主穴

【耳穴治疗】

(1) 取穴　主穴（图 5－1）取大肠、小肠、胃、脾，配穴（图 5－2）取交感、皮质下。

加减：湿泄加三焦、脾；食泄加胰胆；寒泄加温灸针；热泄加耳尖放血；暑泄加心、结节放血；虚泄加脾、肾；大便中带脓血加肾上腺、肺、内分泌；胃肠蠕动加速性腹泻加神门、交感。

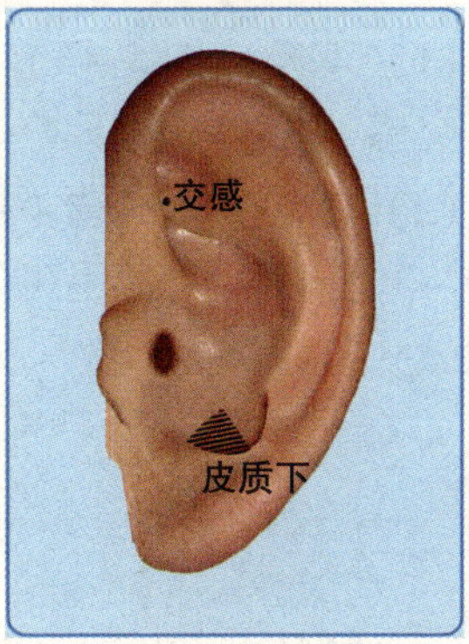

图 5－2　小儿腹泻配穴

(2) 治法　一般仅取常用穴。针刺入后，宜作稍强刺激的捻转，留针 30 分钟；或接通电针仪，断续波，轻刺激，通电 15 分钟。小儿惧针，亦可用王不留行贴敷上穴，行压丸刺激。每日针治 1 次。

第二节　小儿肠绞痛

小儿肠绞痛又称肠痉挛症，是指功能性肠痉挛所引起的反复发作的长期慢性腹痛。其临床特点是腹痛，但疼痛的程度和持续时间差别甚大。轻者仅表现短暂性腹部疼痛，短时间可自行缓解；重者腹部疼痛很严重，哭闹不止，影响饮食和睡眠等，可长达数天不等。从婴儿到青春期前均可发生。只有那些在比较长的时间内反复发作的称之为小儿肠痉挛症，而发作次数较少者为小儿肠痉挛 。中医学对本病早有认识，《素问·举痛论》曰：“寒气客于胃肠之间、膜原之下，血不得散，小络引急，故痛”。并认为本病多由饮食积滞、寒积胃肠引起。其病在胃、肠，病性属实或虚实夹杂。

【临床表现】

（1）患儿往往突然发作，身体弯曲，双手紧抱腹部；或在床上蜷曲或翻滚不止。剧烈疼痛者面色蜡黄，出冷汗，口唇青紫；一次痉挛发作时间在几分钟或更长。然后缓解，或间隔一段时间后再发作。

（2）大多数疼痛缓解后，可排出较多的带有泡沫的大便或排气，又恢复正常状态。

（3）在疼痛发作时，查体见腹肌紧张，腹部无明显的固定压痛点，有时可触及到痉挛的肠管，像腊肠一样，肠鸣音亢进，体温大多无升高。

【耳穴诊断】

胃、小肠、大肠区重度压痛，肝区片状软骨增生。

【治疗方法】

（1）取穴（图5－3）　胃、大肠、小肠、神门、交感、腹、皮质下。

（2）治法　每次选4～5穴，毫针强刺激，留针20～30分钟。亦可用王不留行贴敷上穴，行压丸刺激，每日针治1次。

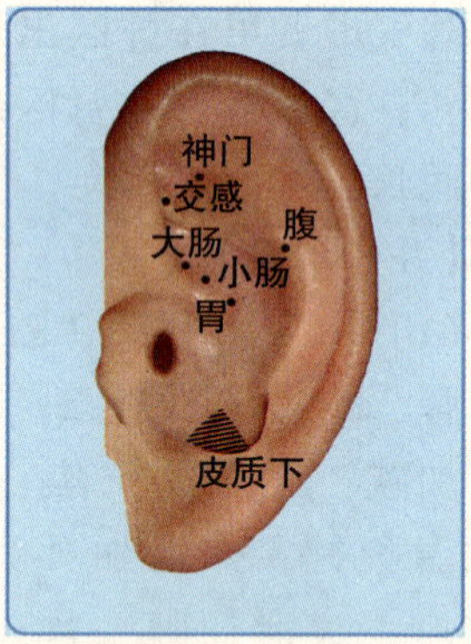

图5－3　小儿肠绞痛取穴

第三节　百日咳

百日咳是由百日咳杆菌所致的小儿常见的急性呼吸道传染病，多发于冬春季节。临床特征为阵发性痉挛性咳嗽，咳后伴有鸡鸣样吸气声，病程2～3个月，故称百日咳。中医学称为“顿咳”或“痉咳”，由疫疠之邪从口鼻犯肺，肺气不宣，上逆而为咳嗽，继而痰热壅肺，火气上逆，而致痉咳加剧，甚则肺络受损，引起咯血。若病情迁延日久，久咳伤肺，可致气阴两虚，邪盛正衰。

【临床表现】

（1）首先看当地有无百日咳的流行，有无百日咳接触史。

（2）再看临床表现。前驱期患者咳嗽逐渐加重，夜间更甚；痉咳期有阵咳的特点，眼和面浮肿，结膜出血，舌系带溃疡。

（3）实验室检查白细胞总数和淋巴细胞分类均增高，红细胞正常。

【耳穴诊断】

（1）耳廓视诊　阳性反应多在肺区，可见点状或小片状红晕或充血，有光泽；在肺区、气管、肾等穴有敏感点；肺区可触到小片状结节，质软。

（2）耳穴探测或压痛法　可在肺区、气管、肾等穴有敏感点。

（3）耳穴扪诊法　肺区可触到小片状结节，质软。

（4）耳穴染色法　可在肺区呈点状或小片状染色。

【耳穴治疗】

（1）取穴　主穴（图5－4）取肺、肾上腺、神门、对屏尖，配穴（图5－5）取交感、枕、肾、脾、咽喉。

本病病位在肺，取肺穴宣肺止咳而治本；肾上腺清热、消炎、解痉止咳；神门镇静、安神、清热、消炎，尤其止夜咳；对屏尖利肺定喘，配以交感解痉、枕穴镇静、气管止咳祛痰；再加脾穴，肾穴健脾益肾、强健身体。

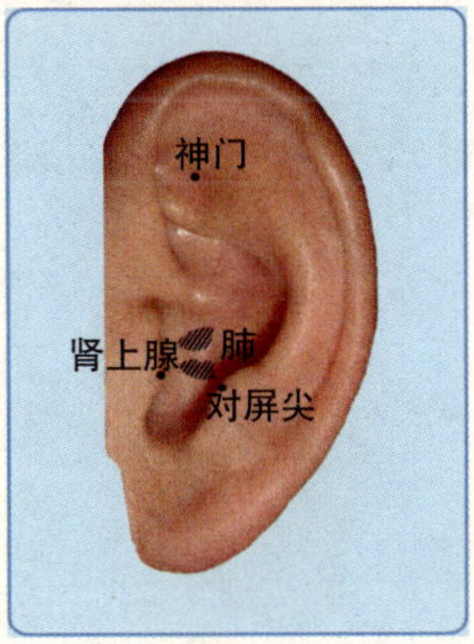

图5－4　百日咳主穴

（2）治法

①耳穴压丸法：主穴和配穴全取。脾、肾、肺三穴用轻柔按摩补的手法，其余各穴用直压或对压泻的手法。每次贴压一侧耳穴，隔日换另一侧耳穴施治。10次为一疗程。休息7天，继续下一疗程治疗。

②耳毫针法：主穴全取，再选2～3个配穴。进针后用捻转泻法，不留针。每次一侧耳穴，两耳交替施治，每日治疗1次。痉咳期可每日治疗2次。10次为一疗程，休息3～5天，继续下一疗程。

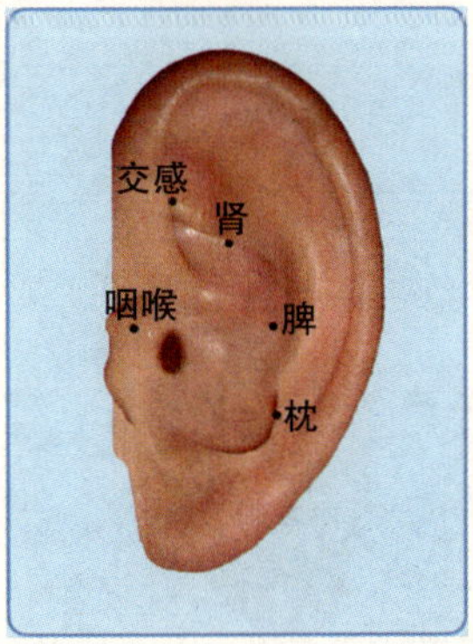

图5－5　百日咳配穴

第四节　小儿哮喘

哮喘是一种表现为反复发作性咳嗽、喘鸣和呼吸困难，并伴有气道高反应性的可逆性梗阻性呼吸道疾病。哮指声响言，喘指气息言，哮必兼喘，故通称哮喘。小儿哮喘发生的原因，主要有内因和外因两大类。内因责之于肺、脾、肾三脏功能不足，导致痰饮留伏，隐伏于肺窍，成为哮喘之夙根。外因责之于感受外邪，接触异物、异味以及嗜食咸酸等。

【临床表现】

（1）西医学临床表现　发作时，患儿烦躁不安，出现呼吸困难，以呼气困难为著，往往不能平卧，坐位时耸肩屈背，呈端坐样呼吸困难。患儿面色苍白，鼻翼扇动，口唇指甲紫绀，甚至冷汗淋漓，面容惊恐不安。

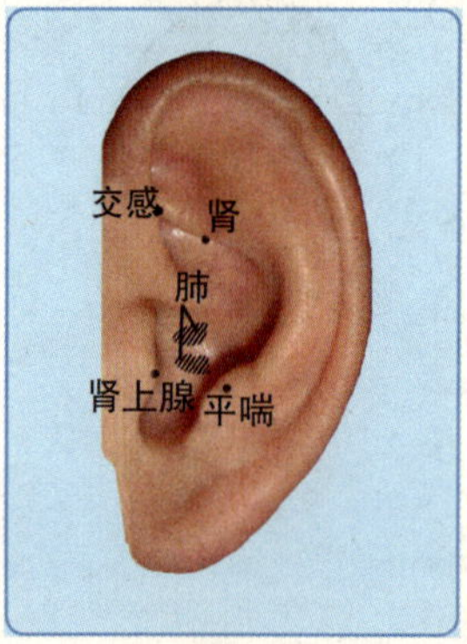

图 5－6　小儿哮喘主穴

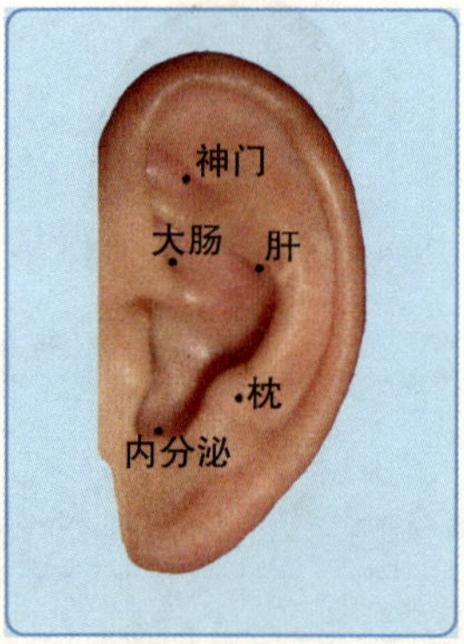

图 5－7　小儿哮喘配穴

以下是诊断标准：

①反复发作的喘息，气促，胸闷或咳嗽，多与接触变应原，冷空气，物理或化学性刺激，病毒性上、下呼吸道感染，运动等有关。

②发作时，双肺可闻及散在或弥漫性以呼吸相为主的哮鸣音，呼气相延长。

③支气管舒张剂有显著疗效。

④除外其他疾病所引起的喘息、气促、胸闷或咳嗽。

⑤对于症状不典型的患儿，同时在肺部闻及哮鸣音，可酌情采用以下任何 1 项支气管舒张试验协助诊断，若阳性可诊断为哮喘：速效 β_2 受体激动剂雾化溶液或气雾剂吸入；以 0.1% 肾上腺素 0.01ml/kg 皮下注射（最大不超过 0.3ml/次）。

在进行以上任何 1 种试验后的 15 ~ 30 分钟内，如果喘息明显缓解，哮鸣音明显减少为阳性。5 岁以上患儿若有条件可在治疗前后测呼气峰流速 PEF，治疗后上升 ≥15% 者为阳性。如果肺部未闻及哮鸣音，且 FEV_1 >75% 者，可做支气管激发试验，若阳性可诊断为哮喘。

（2）中医学临床表现　临床以反复发作，发作时喘促气急，喉间哮鸣，呼吸困难，张口抬肩，摇身撷肚为主要特征。

【耳穴诊断】

内鼻、气管、肺1、肺喘点、肾上腺、胃、大肠、结肠、耳肠、风湿线、额、心、神门、咽喉等穴显现阳性。

【耳穴治疗】

(1) 取穴　主穴（图5－6）取肺、肾、肾上腺、平喘、交感，配穴（图5－7）取枕、肝、内分泌、神门、大肠。

(2) 治法　用75%的酒精做耳廓常规消毒，选好穴位，刺入耳穴。留针0.5～1小时，每日1次，8次为一疗程，中间休息3天。婴儿不易配合者，不留针，点刺耳穴流出少许血为好。少数病例临床症状消失后，耳穴埋针巩固。

第五节　小儿积滞

积滞相当于西医学的小儿消化不良症，乃指儿童时期以消化不良、营养障碍、生长发育异常为特征的疾病。中医学指小儿内伤乳食，停聚不化，气滞不行所形成的一种胃肠疾患，以不思乳食、食而不化、腹部胀满、大便不调等为特征。

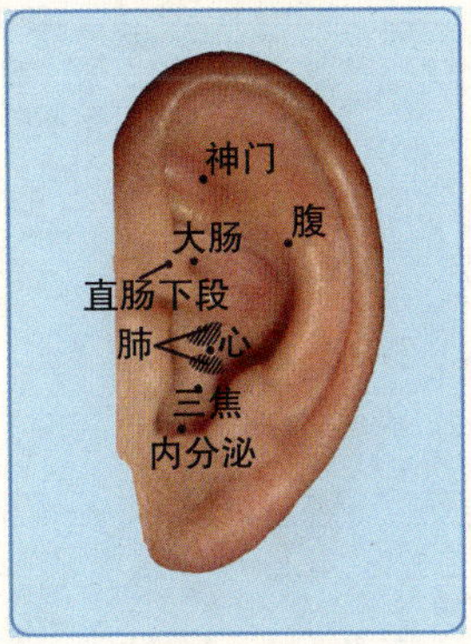

图5－8　小儿积滞主穴

【临床表现】

(1) 西医学临床表现　为胃肠功能异常的表现（厌食、少食、大便硬或烂、味道酸臭；或腹膨胀、常有腹痛、呕吐等不适）；营养不良的表现（形体消瘦、面色不华、毛发稀疏枯黄，严重者形体干枯羸瘦）；情志异常的表现（精神不振，或好发脾气、烦躁易怒，或喜揉眉眼，或吮指磨牙）。

(2) 中医临床表现　突出症状为便干，除便干外尚见食少纳呆，腹胀腹痛，睡卧不安，喜俯卧，易惊多梦，夜间磨牙，形体消瘦，手足心热，手掌发红，口渴喜冷饮，口臭、口舌糜烂，鼻衄，小溲黄，舌质红，舌苔白厚，脉滑数。

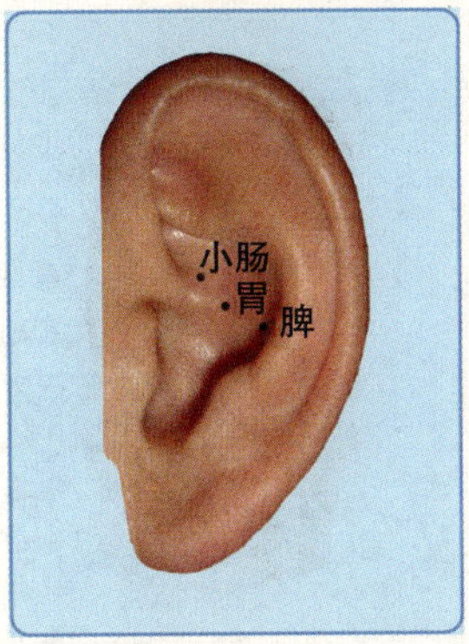

图5－9　小儿积滞配穴

【耳穴诊断】

电测　脾、胃、小肠、心、胰胆穴呈阳性反应。

【耳穴治疗】

(1) 取穴　主穴（图5－8）取直肠下段、大肠、三焦、肺、心、腹、神门、内分泌，配穴

（图5－9）取脾、胃、小肠。

耳穴加减：食少纳呆、口臭、腹胀腹痛加脾、胃、小肠、腹；睡卧不安，喜俯卧，易惊多梦，夜间磨牙加脾、胃、内分泌、神门；口渴喜冷饮，口舌糜烂加神门、心、小肠；鼻衄、手足心热，手掌发红加肺、胃、内分泌。

（2）治法　耳穴压豆法：用针灸针柄找到穴位的最敏感点，用中间放有1粒王不留行的胶布贴在穴位最敏感点，4～6天换1次，主穴可取2个，配穴取2～3个，一般取双耳，每日在穴位上按压不应少于5次，每次按压至耳部发红，如对胶布过敏，嘱其父母及时取下，以免造成耳部水肿。

第六节　小儿发热

发热是指病理性的体温升高，是人体对于致病因子的一种全身性反应，是许多疾病的伴随症状。根据中医辨证，可分为外感发热、肺胃实热和阴虚内热。

【临床表现】

（1）西医学临床表现　肛温高于37.5℃，伴有上呼吸道卡他症状，咽部充血，听诊可闻及肺呼吸音增粗或干、湿啰音，实验室检查，血白细胞总数增高，中性白细胞增高。胸部X线检查可发现肺纹理增粗或炎症改变。

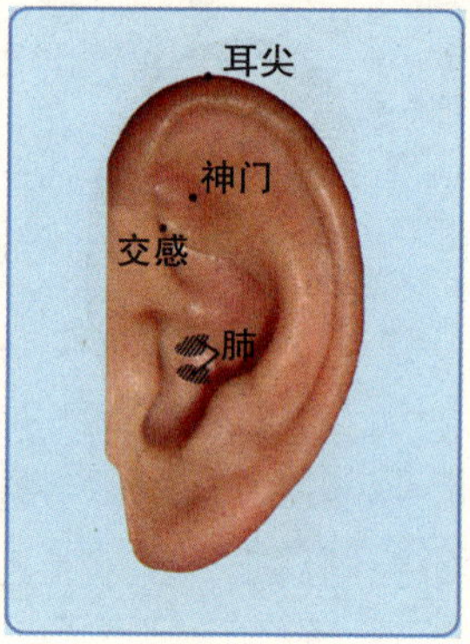

图5－10　小儿发热主穴

（2）中医学临床表现

①外感发热：外感风寒者，可有发热恶寒，头痛无汗，鼻塞、鼻流清涕，口不渴，咳嗽、痰清稀，苔薄白，脉浮，指纹鲜红；外感风热者，可有发热、微汗出、头痛、鼻塞、鼻流浊涕、咳嗽、痰黄稠、咽痛口干，舌质红、苔薄黄、脉浮数、指纹红紫色。

②肺胃实热：发热较高，面赤唇红，口鼻干燥，渴而引饮，气息喘急，不思饮食，大便秘结，小便短赤，舌质红、苔黄燥、脉数而实，指纹深紫。

③阴虚内热：以午后潮热或低热为主，形瘦体弱，自汗盗汗，五心烦热，口唇干燥，食欲减退，舌红苔剥、脉细数，指纹淡紫。

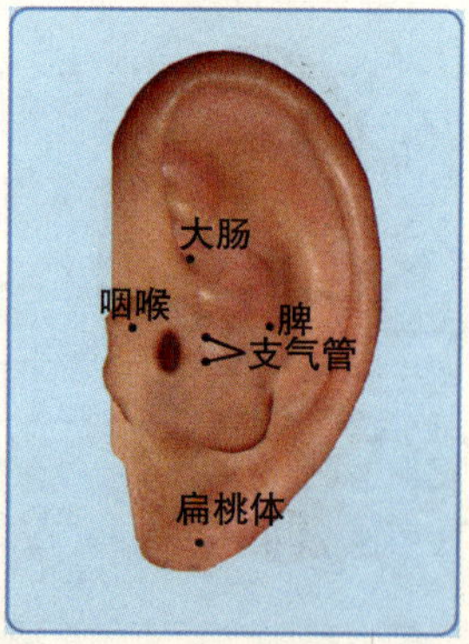

图5－11　小儿发热配穴

【耳穴诊断】

电测　肺、神门、咽喉、大肠等穴呈阳性反应。

【耳穴治疗】

（1）取穴　主穴（图5－10）取神门、交感、肺、耳尖穴，配穴（图 5－11）取气管、扁桃体、咽喉、脾、大肠。耳穴加减：痰多加脾，喘憋重者加大肠穴。

（2）治法

①耳穴压豆法：每次选用 3～6 穴，用王不留行穴位贴压，患儿家长每日按压数次。主要通过刺激耳穴、激发经络、疏通表里、运行气血、提高抗御病邪功能以达降温功能。

②耳尖穴放血法：按摩耳廓使其充血后，以 75% 酒精做常规消毒，再用 4 号注射针头刺入耳尖穴，刺出血 3～5 滴。

第七节　小儿支气管炎

支气管炎为支气管黏膜的细菌或病毒性炎症，常继发于上呼吸道感染之后，也常为肺炎的早期表现。以咳嗽、胸痛、痰多为特征，肺部可有干、湿性啰音。中医学认为是外感风热，或温病初起，邪在肺卫或卫气同病的风热咳嗽。

【临床表现】

初起有发烧、恶寒、头痛、咽干等，主要症状为咳嗽、咳痰。

【耳穴诊断】

（1）视诊　气管、支气管区呈白色片状隆起。

（2）触诊　气管、支气管区有条索，触痛明显。

（3）电测　气管、支气管区阳性反应。

【耳穴治疗】

（1）取穴　主穴（图 5－12）取咽喉、气管、支气管、肺、大肠、神门、内分泌。配穴（图 5－13）加减：咳重加口、交感；喘者加肾上腺、平喘；痰多加脾、胃；正虚加脾、肾；便干加直肠、三焦；发热或症状较重者耳尖放血。

（2）治法

①耳穴压豆法：消毒，王不留行按压。

②耳穴具有调节经络、脏腑、气血功能，通过压迫耳穴可调动人体内抗病能力；起到止咳平喘、健脾化痰、扶正祛邪作用，达到防治疾病的目的。本疗法简便、无痛苦，患儿容易接受。

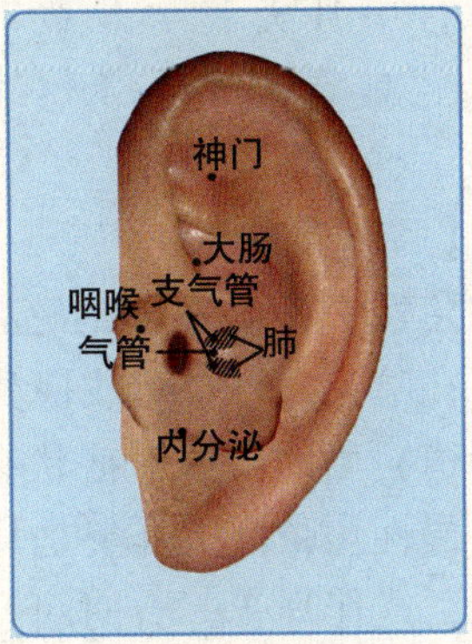

图 5－12　小儿支气管炎主穴

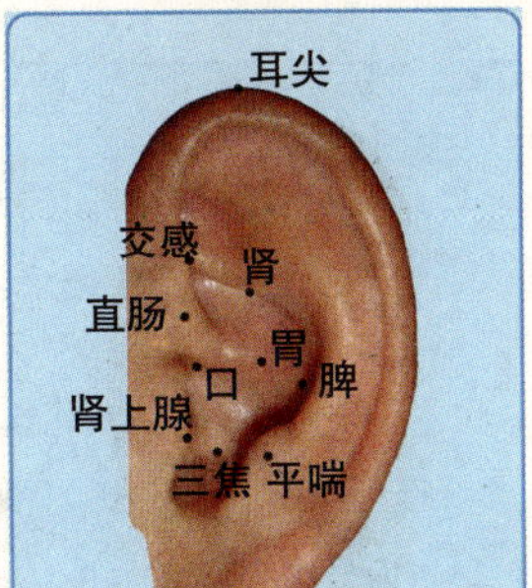

图 5－13　小儿支气管炎配穴

第六章 五官科疾病耳针疗法

第一节 中耳炎

中耳炎临床分为两种，即卡他性和化脓性。前者是一种非化脓性炎症，多因耳咽管阻塞而致。临床表现为耳部有阻塞感、听力减退、耳鸣、耳痛等，检查时可见鼓膜内陷、外凸、充血等。后者多继发于急性传染病或鼻、咽感染。临床表现除具有前者症状外，常伴有发热、头疼、食欲不振，鼓膜充血、水肿，穿孔排脓后疼痛缓解，两者治疗不当均可迁延为慢性。中医学认为急性中耳炎属“暴聋”、“失聪”范围。慢性化脓性中耳炎称之为“聍耳”、“耳痛”、“耳疳”、“耳漏”等，多因风寒、热或肝火及热邪乘虚而入所致。

【临床表现】

急性中耳炎常常是感冒的并发症，其主要症状是听力减退、耳鸣、耳内疼痛。在哈欠、打喷嚏或擤鼻涕时，因咽鼓管（即连接中耳鼓室与鼻咽部的一条细狭管道）暂时开放，症状有片刻好转。而耳痛及听力下降可首先被患者感受到。

慢性化脓性中耳炎是耳科中最常见的疾病，其特点为长期或间歇流脓，鼓膜穿孔，或伴耳聋，有时可危及生命。多因急性化脓性中耳炎治疗不及时、不合理、不彻底，或鼻咽部及其邻器官的炎性病灶反复发作所致。

【耳穴诊断】

（1）望诊 内耳穴呈片状、线状的暗紫或褐色皮肤褶皱、凹陷。

（2）触诊 内耳穴触及凹陷。

（3）电测 内耳穴呈阳性反应。

【耳穴治疗】

（1）取穴

①急性中耳炎：主穴（图6－1）取内耳、外耳、肾、肾上腺、内分泌、神门，配穴（图6－2）取枕、肝、胆、三焦。

②慢性化脓性中耳炎：主穴（图6－3）取内

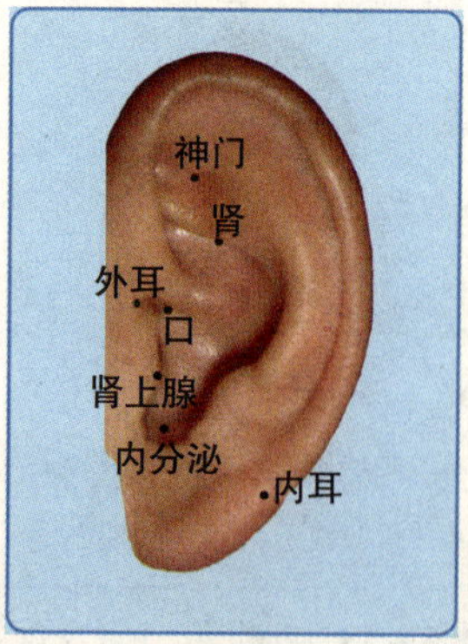

图6－1 急性中耳炎主穴

耳、外耳、神门、口、艇中、内分泌。配穴（图6－4）：肝胆火盛者加肝，便秘者加大肠、直肠下段，脾虚湿盛加脾。取穴依据：内耳、外耳为耳病局部对症取穴，有利耳窍、控制脓液扩散之功效；肾开窍于耳，故取肾以利肾培元，去湿化浊；内分泌可改善机体内的体液调节及代谢过程；大肠、直肠下段通调腑气，泄热通便，健脾利湿。

（2）治法　可左、右耳交替治疗，亦可同时取双耳治疗。治疗时，除选用主穴外，应根据需要选用配穴，治疗时注意寻找敏感点，可以提高疗效。或选用揿针或耳穴压丸法，每周至少更换2次，5次为一疗程，休息1周，继续进行下一疗程。

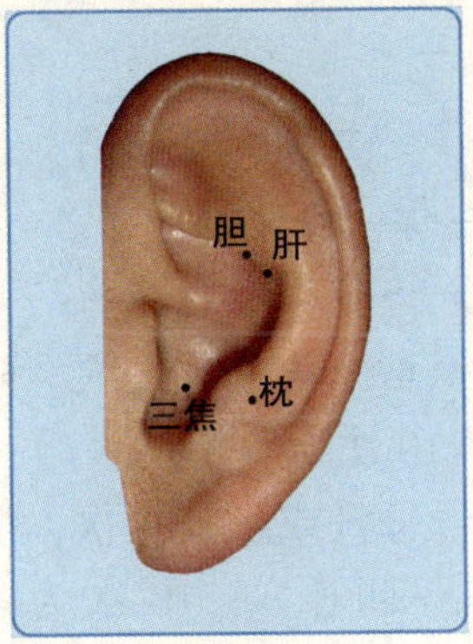

图6－2　急性中耳炎配穴

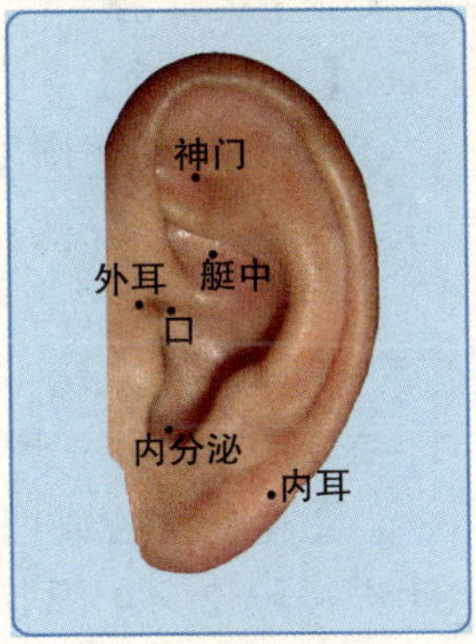

图6－3　慢性化脓性中耳炎主穴

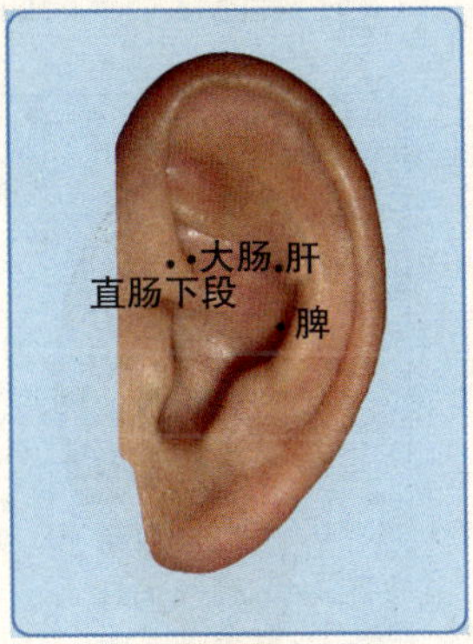

图6－4　慢性化脓性中耳炎配穴

第二节　耳　　鸣

耳鸣指患者主观地感到耳内或颅内有鸣声，而周围环境中并无相应的声源。发病的机制颇为复杂，有内耳缺氧说，也和情绪、记忆及植物神经反应有关。

耳鸣主要是一种听觉功能紊乱现象，是病变部位的自发性放电活动所致。耳鸣的发病逐年明显增多，特别是有大量中青年患者，他们本身体质、肝肾功能等均无异常，只是由于突发性耳聋、爆震、噪音或较长时间的工作压力较大、学习比较紧张等造成耳鸣或失眠。耳鸣在临床上分为振动性耳鸣和神经性耳鸣。振动性耳鸣一般是由耳周围的血管、肌肉、关节等发生的异常声音引起的；非振动性耳鸣多由耳病所致，神经性耳鸣的特点是耳鸣声或大或小，一般为持续的长音，如蝉鸣声或电话机的鸣声，也有像流水声、风声、机器声等声音的。中医学把“耳鸣”、“耳聋”并列，如“耳鸣者，聋之渐也，惟气闭而聋者，则不鸣，其余诸般耳聋，未有不先鸣者”。

【临床表现】

患者自觉耳内或头部发出声音，但其环境中并无相应的声源，而且愈是安静，感觉鸣声愈大。耳鸣音常为单一的声音，如“蝉鸣音”、“钟鼓声”、“铃声”等，有时也有较复杂的声音。有的间歇出现，有的持续不停；常使人寝食不安，可伴有发热、头痛、烦躁不安、腹胀、腰酸乏力等多种全身症状。

【耳穴诊断】

（1）视诊　少数患者内耳穴呈点状白色。

（2）电探测或压痛法　肾穴区有敏感点。

（3）扪诊法　个别患者可扪及内耳褶皱不平。

（4）染色法　肾穴区呈点状或小片状着色。

【耳穴治疗】

（1）取穴（图6－5）　耳尖（放血）、内耳、外耳、肾、肝、胆、三焦、枕。

（2）治法

①耳穴压丸法：主穴全取，再选加配穴。隔1～2日换贴压另一侧耳穴，10次为一疗程。

②耳毫针法或埋针法：每日或隔日1次，埋针法每隔2～4天换埋另一侧耳穴，10次为一疗程。

③耳穴磁疗法：贴压磁珠，每次一侧耳穴，隔1～2日换贴压另一侧，10次为一疗程。

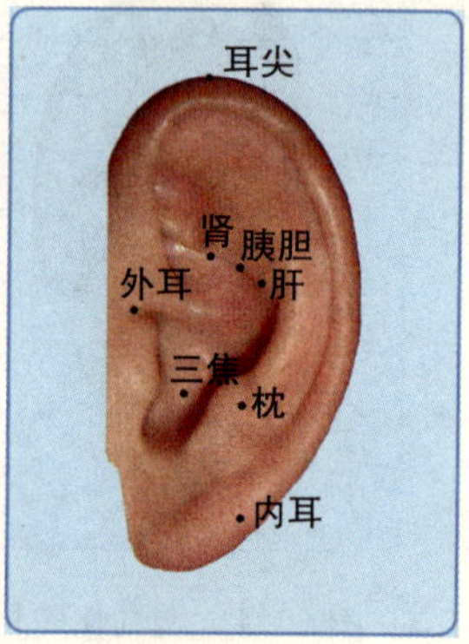

图6－5　耳鸣取穴

④耳穴药物注射法：药物用维生素B_{12}加半量维生素B_1，或黄芪注射液、当归注射液。内耳穴注入0.3～0.5ml，肝、肾、皮质下和配穴注入0.1～0.2ml。每次一侧耳穴，隔1～2日注射1次，10次为一疗程。

第三节　耳　　聋

耳聋是各种程度不同的听力下降的总称，耳聋轻者为无主观感觉的听力减退，重者为完全丧失听力的极度（全）聋。耳聋根据发生的时间可分为先天性和后天性两种，根据发生机制可分为传导性、感音神经性和混合性三大类。感音神经性聋则是内耳和听神经或听觉中枢神经病变而发生的；传导性聋多见于外耳和中耳疾患。按其病因不同，中医学有“风聋”、“劳聋”、“虚聋”等多种名称，归纳为虚实两类。实证多因外感风寒、风热、肝火等，虚证多因中气不足或肝肾亏损。

【临床表现】

实证者可见如有棉塞伴有耳鸣或内耳胀痛、鼻塞、头痛、口苦等。虚证者可见耳聋无胀痛，伴有耳鸣、头晕、目眩、腰酸乏力。

【耳穴诊断】

（1）耳廓视诊　内耳穴点状白色，无光泽。

（2）耳穴电探测或压痛法　内耳、外耳、肾、肝、交感等穴有敏感点。

（3）耳穴扪诊法　内耳、肾可扪及凹陷或小结节。

（4）耳穴染色法　肾、内耳呈点状着色。

【耳穴治疗】

（1）取穴　主穴（图6－6）取内耳、外耳、肾、肝。配穴（图6－7）取枕、交感、皮质下、肾上腺，失眠多梦加神门、心，口苦、胸闷加胰胆、耳尖放血。

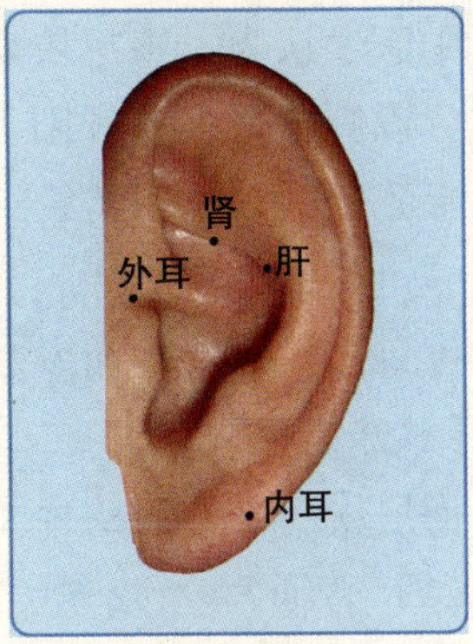

图6－6　耳聋主穴

（2）治法

①耳毫针法：耳聋有虚实之分，虚证用补法，实证用泻法。除针主穴外，再选用2～3个配穴。每日或隔日治疗1次，每次一侧耳穴，两耳交替，10次为一疗程。

②耳穴埋针法：取穴同耳针法。在敏感点刺入揿针，胶布固定，虚证用轻压补法，实证用重压泻法。每次2～5天，7次为一疗程，疗程间休息10天。埋针期间，嘱患者自行按压耳穴，每天3～4次。

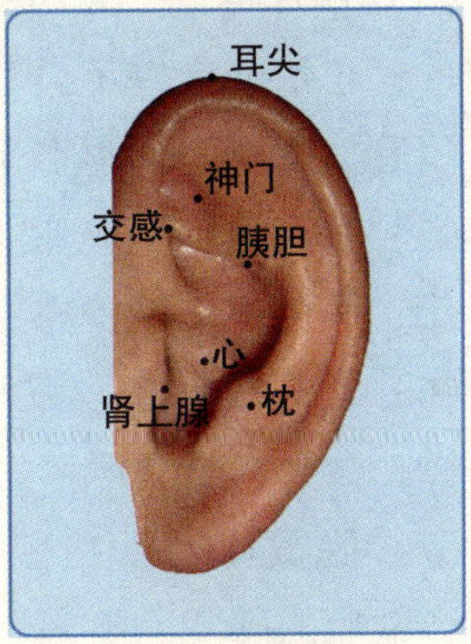

图6－7　耳聋配穴

③耳穴压丸法：取穴同耳针法。在敏感点贴压耳穴，虚证用轻柔按摩补法，实证用对压或直压泻法。每次2～3天，10次为一疗程，疗程间休息10天。耳压期间，嘱患者自行按压耳穴，每天3～4次。

④耳穴磁疗法：可用磁珠作压丸材料，方法同耳穴压丸法，亦可用薄棉花包裹磁片后塞入外耳道，两耳聋塞两耳，单耳聋塞患耳，每7天换1次，中间休息2～3天。

⑤耳穴药物注射法：药物一般用维生素B_{12}加维生素B_1，也可用妥拉苏林。取穴除主穴外，酌情再选1～2个配穴，每次注射一侧耳穴，隔日注射1次，10次为一疗程。剩余针水可注入体穴外关或悬钟穴。

⑥放射性同位素法：将^{32}P球形耳聋敷贴剂置于耳道内，每次照射100R，每日1次，10次为一疗程，疗程间休息10天。

第四节　梅尼埃病

西医学认为，梅尼埃病是以膜迷路积水的一种内耳疾病，以突发性眩晕、耳鸣、耳聋或眼球震颤为主要临床表现，眩晕有明显的发作期和间歇期。患者多数为中年人，性别无明显差异，首次发作在50岁以前的患者约占65%，且大多数患者单耳患病。作为我国传统医学，中医学在对梅尼埃病的认识上也有其独特之处。中医学认为，梅尼埃病（又称耳源性眩晕）属“眩晕”范畴，本属虚、标属实，以脾肾之虚、肝阳上亢居多；脾气虚弱，水湿分布失司，聚湿成痰成饮，痰浊上犯于头，蒙闭清窍，可见眩晕、胸闷、纳呆；若旧病及肾而肾阳虚，寒水上泛，可见眩晕、心悸、畏寒肢冷；若肾阴虚，肝阳上亢，化火生风，风火上扰，可每因情绪波动而发眩晕，口苦咽干，而肝风夹痰上扰之证亦属常见。

【临床表现】

梅尼埃病可分为9种类型，分型对诊断和治疗具有重要指导意义。

（1）普通型　眩晕、耳鸣、恶心、呕吐、出汗等症状同时出现，又称常见型。

（2）首发耳鸣型　耳鸣发生在其他症状之前，可见于数月、数周数年前。

（3）重耳鸣型　耳鸣表现重。耳鸣发生了，眩晕易发作，眩晕表现重，耳鸣也重。眩晕治疗好了，耳鸣未好，眩晕必复发。

（4）无耳鸣型　眩晕发作5次以上无耳鸣，称无耳鸣型。

（5）突发耳聋型　眩晕发作过程中，由于压力特大，膜迷路破裂，发生突然耳聋。耳聋多单侧，亦有双侧交替发生。

（6）延缓眩晕型　波动性、神经性、进行性耳鸣、听力下降，短时间不发生眩晕，数年甚至20年才出现眩晕。

（7）隐藏耳鸣型　患者外表表现没有耳鸣，但耳内有堵塞、闷胀、闷热、瘙痒、微痛的感觉，这是一种隐藏无耳鸣型梅尼埃病。

（8）眩晕状态型　1个月内发作3次以上，患者处于眩晕状态，称眩晕状态型，又称重型。

（9）突发耳聋型　是某膜迷路部位由于压力特大，膜迷路部位突然发生破裂所致的突发耳聋。早期正确服药，能恢复听力。另外重耳鸣型，单治好了眩晕，如果耳鸣没治好，不能有效的防止复发。眩晕状态型是梅尼埃病中最重的一型，对机体的影响很大，有危险性。重视治疗的同时要加强护理。

【耳穴诊断】

（1）视诊　枕穴、晕点和皮质下穴出现条状充血红润凹陷。

（2）触诊　枕穴部可触及凹陷。

（3）电测　皮质下呈阳性反应。

【耳穴治疗】

（1）取穴（图6－8、图6－9）　选用肾、神门、枕、内耳、皮质下。

（2）治法　主穴取2～3穴，酌加配穴。探得敏感点或阳性反应物后，用5分普通毫针快速刺入，得气后，行捻转手法，中强度刺激，约持续0.5～1分钟。

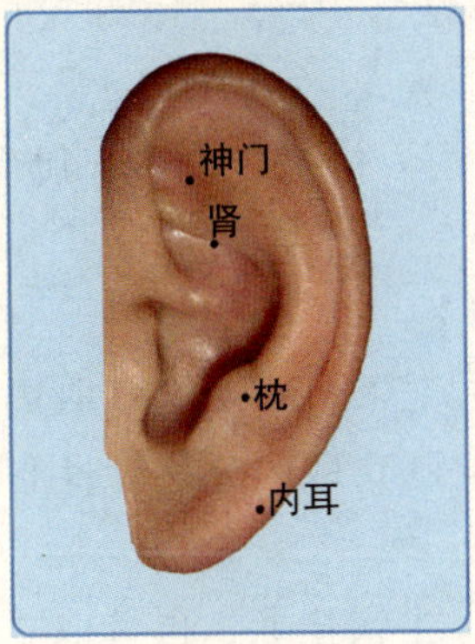

图6－8　梅尼埃病取穴1

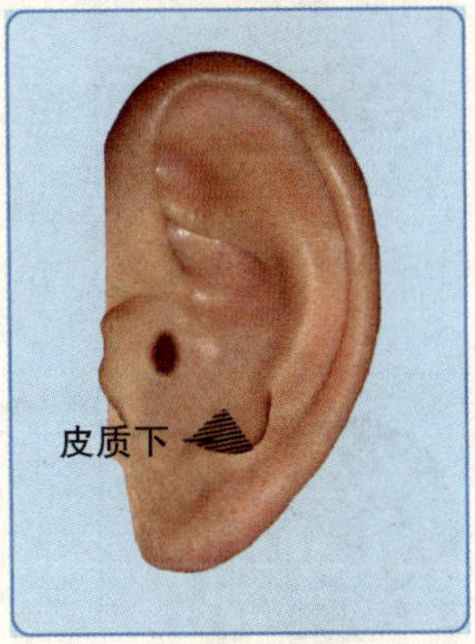

图6－9　梅尼埃病取穴2

第五节　慢性鼻炎

慢性鼻炎是一种常见的鼻腔黏膜和黏膜下层的慢性炎症，通常包括慢性单纯性鼻炎和慢性肥厚性鼻炎。后者多由前者发展、转化而来，但也可经久不变化，或开始即肥厚性改变。本病中医学称为“鼻窒”，多因肺脾气虚、邪滞鼻窍，或邪毒久留、气滞血瘀所致。

【临床表现】

（1）慢性单纯性鼻炎　主要表现为鼻塞和多涕。鼻塞的特点为：间歇性：一般表现为白天、劳动或运动时减轻，夜间、静坐或寒冷时加重；交替性：侧卧时位于下侧的鼻腔常阻塞加重，转卧另一侧后，刚才位于上侧没有鼻塞或鼻塞较轻的鼻腔，转到下侧后出现鼻塞或鼻塞加重，而刚才位于下侧的鼻腔鼻塞减轻。多涕的特点为：常为黏液性或黏脓性，偶呈脓性。脓性者多于继发性感染后出现。

（2）慢性肥厚性鼻炎　其临床表现为鼻塞较重，多为持续性，常张口呼吸，嗅觉多减退。鼻涕稠厚，多呈黏液性或黏脓性。由于鼻涕后流，刺激咽喉致有咳嗽、多痰。当肥大的中鼻甲压迫鼻中隔时，可引起三叉神经眼支所分出的筛前神经受压或炎症，出现不定期发作性额部疼痛，并向鼻梁和眼眶放射，称筛前神经

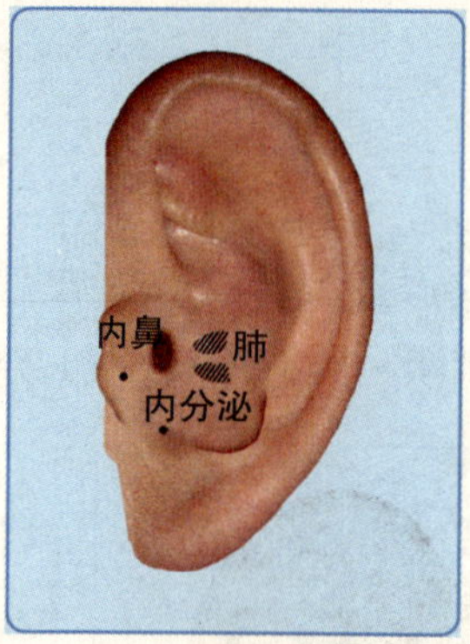

图 6－10　慢性鼻炎取穴 1

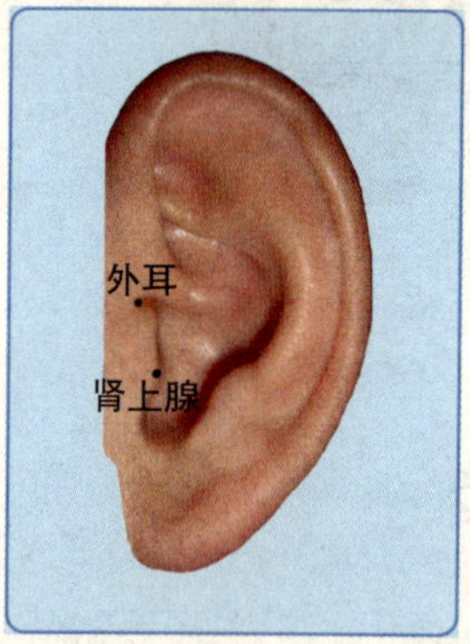

图 6－11　慢性鼻炎取穴 2

痛，又称筛前神经综合征。

【耳穴诊断】

（1）耳廓视诊　在内鼻、肺穴呈片状白色或小结节。

（2）耳穴电探测或压痛法　内鼻、肺、咽喉、外鼻等穴区有敏感点。

（3）耳穴扪诊法　内鼻、肺等穴可扪及小结节。

（4）耳穴染色法　内鼻、咽喉、肺等穴区可能着色。

【耳穴治疗】

（1）取穴　主穴（图 6－10）取内鼻、肺、外耳，配穴（图 6－11）取内分泌、肾上腺。

（2）方法

①耳穴压丸法：主穴全取，再选取 2～3 个配穴。隔日治疗 1 次，每次一侧耳穴，两耳交替，10 次为一疗程，疗程间休息 5～7 天。肺脾气虚者用轻柔按摩的补法，邪毒久留用平补平泻手法。

②耳毫针法：取穴同耳穴压丸法。寻找敏感点针刺，隔日针治 1 次。每次一侧耳穴，两耳交替，10 次为一疗程，疗程间休息 5～7 天。

第六节　过敏性鼻炎

过敏性鼻炎又称变态反应性鼻炎，为机体对某些反应原（亦称过敏原）敏感性增高而呈现以鼻腔黏膜病变为主的 I 型超敏反应，并常并发过敏性鼻窦炎。近年来发病率有增加倾向，临床上有常年发作和季节发作两型。本病属中医学“鼻鼽”的范畴，主要由于肺气虚，卫表不固，腠理疏松，风寒乘虚而入，犯及鼻窍，邪正相搏，肺气不得通调，津液停聚，鼻窍壅塞，遂致喷嚏、流清涕。而肺气的充实，有赖于脾气的输布，脾气虚则肺气虚，而气之根在肾，肾虚则摄纳无权，气不归元，阳气易于耗散，风邪得以内侵致病。故本病的表现在肺，但其病理变化与脾、肾有一定关系。

【临床表现】

（1）鼻痒和打喷嚏　阵发性鼻痒多为前驱症状，有时常有眼部、咽喉、软腭、硬腭或面颊部等处作痒。继之连续喷嚏，少则一次几个，多则几十个。

（2）流鼻涕　急性发作时，常有多量水样鼻涕流出；发作缓慢时，鼻涕少而稠；若合并感染鼻涕可呈黏脓性。

（3）鼻塞　程度轻重不一，间歇性或持续性，可为单侧、双侧或交替性鼻塞。

（4）其他症状　嗅觉下降或者消失，多为暂时性，但也有为持久性，还可出现头痛、耳鸣、流泪、声嘶、慢性咳嗽等症状。

【耳穴诊断】

（1）耳廓视诊　内鼻区呈白色片状隆起似水肿。肺穴红晕压痛，风溪穴糠皮脱屑或有丘疹。

（2）耳穴电探测或压痛法　内鼻、肺、咽喉、风溪等穴区有敏感点。内鼻区水肿、有压痕，压之极痛，过敏区有压痕。电测内鼻区、过敏区呈阳性反应。

（3）耳穴扪诊法　内鼻、风溪等穴点状隆起，或脱屑不平。

（4）耳穴染色法　内鼻、风溪、肺等穴区呈点状或小片状着色。

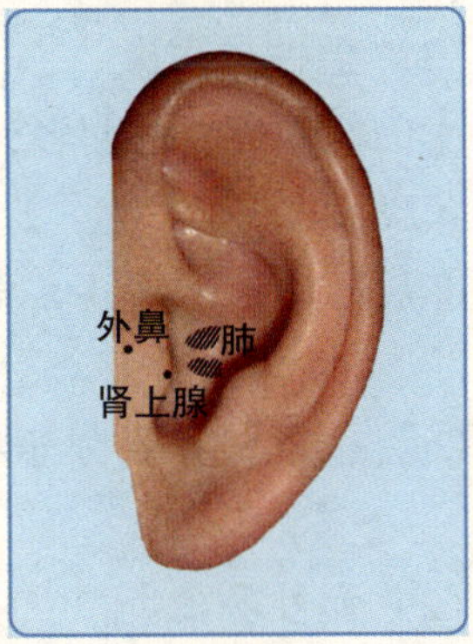

图6－12　过敏性鼻炎主穴1

【耳穴治疗】

（1）取穴　主穴（图6－12、图6－13）取外鼻、内鼻、肺、咽喉、肾上腺。配穴取内分泌、对屏尖、风溪、交感、神门、口、眼。

（2）方法

①耳穴压丸法：若用香桂活血膏代替胶布贴压耳穴，疗效更好，用强刺激泻的手法。除取主穴外，根据个人的症状选加配穴。如口眼浮肿者加口、眼，痒甚加对屏尖、神门，炎症波及咽喉者加咽喉。每次一侧耳穴，两耳交替，隔日治疗1次，嘱患者每日自行按压各穴4～5次，10次为一疗程，疗程间休息5～7天。

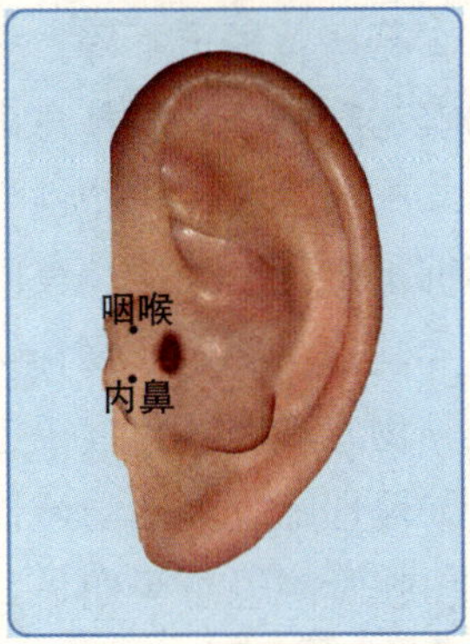

图6－13　过敏性鼻炎配穴2

②耳毫针法：取穴同耳穴压丸法。寻找敏感点针刺，隔日针治1次，每次一侧耳穴，用强刺激泻的手法，每次留针30～60分钟，每10分钟行针1次。每日或隔日治疗1次，10次为一疗程，疗程间休息5～7天。

③耳穴磁疗法：内鼻和外鼻、风溪和耳背相对应部位、肺和耳背肺、内分泌和耳背肾4对穴位，耳前、耳后相对各贴压1粒磁珠，加强耳穴的磁场强度，用对压泻的手法。每次一侧耳穴，隔2日换贴压另一侧耳穴，10次为一疗程，疗程间休息5～7天。

第七节　鼻窦炎

上颌窦、筛窦、额窦和蝶窦的黏膜发炎统称为鼻窦炎。鼻窦炎是一种常见病，可分为急性和慢性两类，急性化脓性鼻窦炎多继发于急性鼻炎，以鼻塞、多脓涕、头痛为主要特征；慢性化脓性鼻窦炎常继发于急性化脓性鼻窦炎，以多脓涕为主要表现，可伴有轻重不一的鼻塞、头痛及嗅觉障碍。本病相当于中医学“鼻渊”等范畴，是因外感风寒、肺经风热、胆腑郁热、脾经湿热、肺脾气虚等所致。

【临床表现】

（1）急性鼻窦炎

①前额部疼，晨起轻，午后重。还可能有面颊部胀痛或上列磨牙疼痛，多是上颌窦炎。

②晨起感前额部疼，渐渐加重，午后减轻，至晚间全部消失，这可能是额窦炎。

③头痛较轻，局限于内眦或鼻根部，也可能放射至头顶部，多虫筛窦炎引起。

（2）慢性鼻窦炎

①脓涕多：鼻涕多为脓性或黏脓性，黄色或黄绿色，量多少不定，多流向咽喉部，单侧有臭味者，多见于牙源性上颌窦炎。

②鼻塞：轻重不等，多因鼻黏膜充血肿胀和分泌物增多所致，鼻塞常可致暂时性嗅觉障碍，伴有鼻息肉时鼻腔可完全阻塞。

③头痛：慢性化脓性鼻窦炎，局部疼痛或头痛。如有头痛，常表现为钝痛或头部沉重感，白天重，夜间轻。

④其他：由于脓涕流入咽部和长期用口呼吸，常伴有慢性咽炎症状，如痰多、异物感或咽喉疼痛等，若影响咽鼓管，也可有耳鸣、耳聋等症状。

⑤慢性筛窦炎常与慢性上颌窦炎合并存在，除有一般慢性化脓性鼻窦炎的症状外，嗅觉减退更为明显。

【耳穴诊断】

（1）望诊　内鼻区白色片状隆起似水肿。

（2）触诊　内鼻区水肿，有压痕，风溪穴有压痕。

（3）电诊　内鼻区、风溪穴呈阳性。

【耳穴治疗】

（1）取穴　主穴（图 6－14、图 6－15）取内鼻、肺、内分泌、肾上腺、额，配穴（图 6－16）取肾、脾、胃、大肠、小肠。

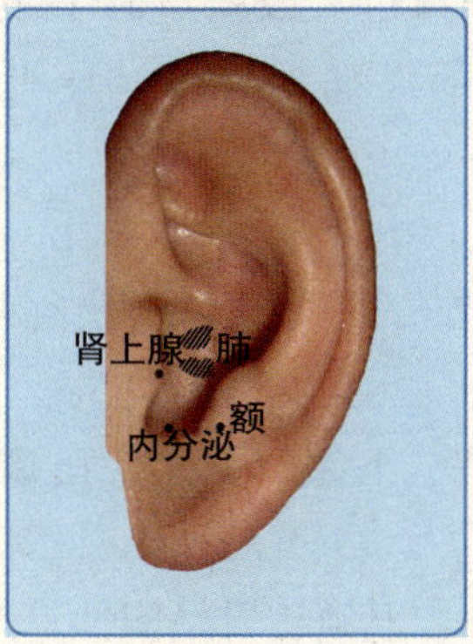

图 6－14　鼻窦炎主穴 1

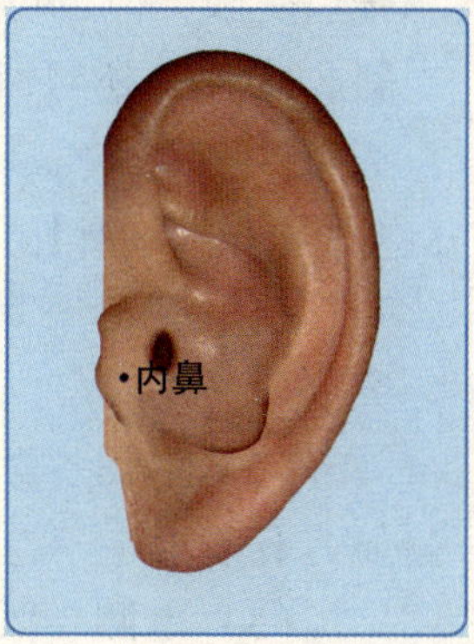

图 6－15　鼻窦炎主穴 2

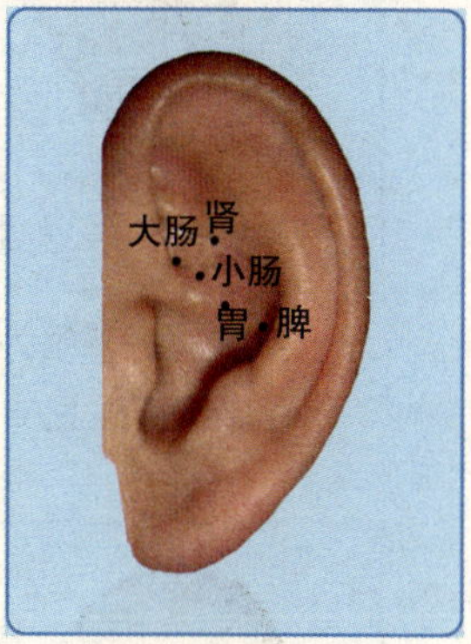

图 6－16　鼻窦炎配穴

（2）治法　以上穴位每次选取 4～5 个可以双耳交替治疗。每天 1 次或隔日 1 次。针刺治疗 7～10 次为一疗程，压丸者每隔 2～3 日换 1 次。

采用压痛点探查法定准穴位后，局部常规消毒，将王不留行贴于患者一侧耳廓的穴位上，以手按压该穴，使局部有胀、痛、麻、热感，每日按压 6～8次。3 天换贴 1 次，双耳交替使用，10 次为一疗程，间隔休息 4 天，治疗期间停止用药。

第八节　颞下颌关节紊乱综合征

颞下颌关节紊乱综合征是指颞下颌关节疼痛、运动障碍和关节弹响等一系列症状的综合症候群。本病发病原因比较复杂，目前也未完全阐明。近年来，多数学者认为本病由精神因素、关节结构紊乱、两侧颞颌关节发育异常、单侧咀嚼、关节负荷过重及外伤等因素所致。此病是口腔科的一种常见病和多发病，患病率约为 28%～88%。临床上将颞下颌关节紊乱综合征分为咀嚼肌群功能紊乱类、关节结构紊乱类及关节器质性改变类。中医学将颞下颌关节紊乱综合征归入“痹证”、“颊车骱痛”范畴，病因为气血痹阻，筋脉关节失于濡养。

【临床表现】

颞下颌关节紊乱综合征主要的临床表现为局部酸胀或疼痛、弹响和运动障

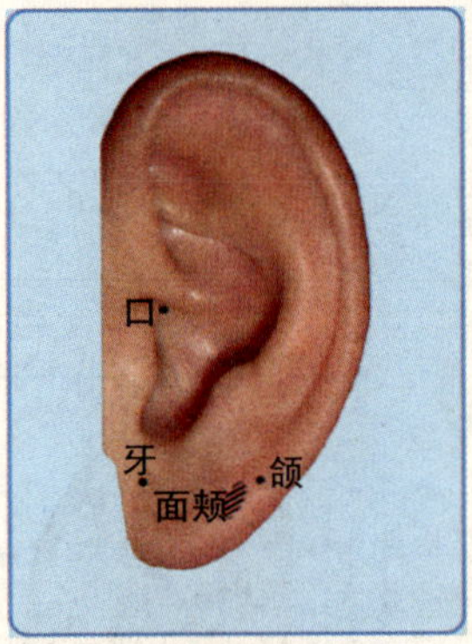

图6－17　颞下颌关节紊乱综合征主穴

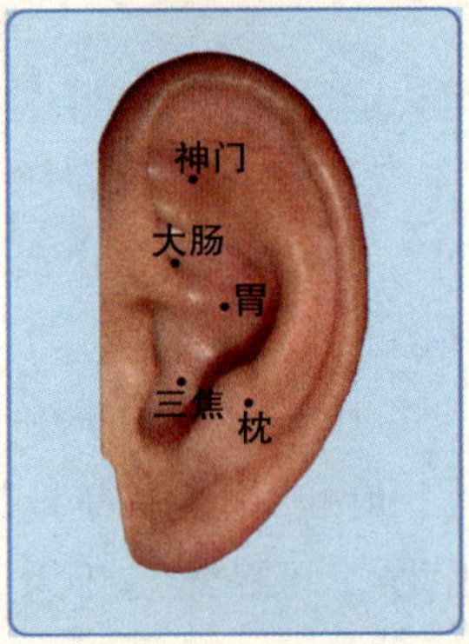

图6－18　颞下颌关节紊乱综合征配穴

碍。疼痛部位可在关节区或关节周围；并可伴有轻重不等的压痛，关节酸胀或疼痛尤以咀嚼及张口时明显，弹响在张口活动时出现。

响声可发生在下颌运动的不同阶段，可为清脆的单响声或碎裂的连响声。常见的运动阻碍为张口受限，但也可出现张口过大或张口时下颌偏斜。此外，还可伴有颞部疼痛、头晕、耳鸣等症状。

【耳穴诊断】

（1）视诊　颞颌关节、下颌穴呈点状红晕、突起。

（2）触诊　颞颌关节、下颌、上颌穴压痛明显，有条索。

（3）电测　颞颌关节、上颌、胃呈阳性。

【耳穴治疗】

（1）取穴　主穴（图6－17）取颌、面颊、牙、口、病变对应部位，查出阳性反应点，同时贴压颌、面颊和牙区的耳廓前后两面以增强刺激。配穴（图6－18）取胃、大肠、三焦、神门、枕。胃、大肠和三焦经脉与下颌联系密切，取其通经活络。神门、枕可镇静止疼。

（2）治法　采用耳穴贴压法，用强刺激手法，每周贴压2次，5次为一疗程。

第九节　急慢性扁桃体炎

扁桃体炎一般是指腭扁桃体的非特异性炎症，可分为急性扁桃体炎、慢性扁桃体炎。本病相当于中医学“乳蛾”的范畴，急性扁桃体炎相当于“风热乳蛾”，慢性扁桃体炎相当于“虚火乳蛾”。风热乳蛾多因气候骤变，寒热失调，肺卫不固，致风热邪毒乘虚从口鼻而入侵喉核；或因过食烟酒等，脾胃蕴热；或因外感风热失治，邪毒乘热内传肺胃，上灼喉核，发为本病。虚火乳蛾多因风热乳蛾或温病之后余毒未清，邪热耗伤肺阴，或因素体阴虚，加之劳倦过度，肾阴亏损，虚火上炎，蒸喉核，发为本病。

【临床表现】

急性扁桃体炎有传染性，潜伏期约3~4天，春秋两季发病率较高，青年期发病较多，少年儿童次之，50岁以后很少，症状轻重不一。由病毒引起者，局部及全身症状皆较轻，扁桃体充血，表面无渗出物。由细菌所致者症状较重，起病较急，可有恶寒及高热，体温可达39℃~40℃。幼儿可因高热而抽搐。咽痛明显，吞咽时尤重，甚至可放射到耳部。病程约7天左右。检查见扁桃体显著肿大、充血、小窝口有黄白色点状脓性渗出物，黏膜下可见因滤泡化脓而形成的黄白色隆起。点状渗出物可连成片，称假膜，但假膜扩展不超出扁桃体范围，易拭去，拭去后黏膜不出血。这点可与咽白喉相鉴别。同时可见下颌角淋巴结肿大，压痛。血中白细胞高，可以出现短暂轻度蛋白尿。

慢性扁桃体炎局部多无明显自觉症状，时有咽干、异物感、发痒等，常有急性发作史。儿童扁桃体过度肥大可影响呼吸和吞咽。若腺样体也大时，则致鼻堵、打鼾。因小窝内细菌及毒素吸收，可致头痛、乏力及低热等。检查可见舌腭弓慢性充血、扁桃体肥大；病程长者，扁桃体不大，甚至萎缩，但小窝口有干酪样脓栓。

【耳穴诊断】

在咽喉穴处有片状红晕。耳穴扁桃体呈片状或环状红晕，中心水肿，红晕光泽，压之极痛，压痕呈红色反应。

【耳穴治疗】

(1) 取穴（图6－19）　耳尖、扁桃体、咽喉、肺、胃、内分泌、肾上腺、轮1~3。

(2) 治法　选用王不留行或磁珠贴压。用直压或对压手法，急性者用强刺激，每次取一侧耳穴，双耳交替，3日一换，5次为一疗程。急性者在耳尖、轮1~3穴中的压痛点，点刺放血。急、慢性者均可在耳背上部明显的静脉处点刺放血。

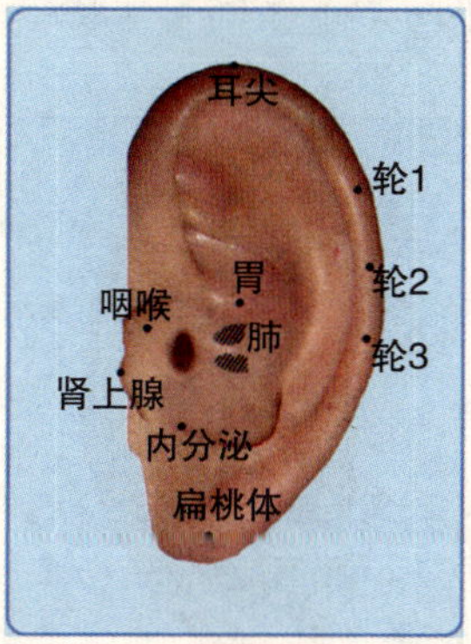

图6－19　急性扁桃体炎取穴

第十节　咽喉肿痛

咽喉肿痛见于西医学的急性扁桃体炎、急性咽炎和单纯性喉炎、扁桃体周围脓肿等。常因受凉，过度疲劳，烟酒过度等致全身及局部抵抗力下降，病原微生物乘虚而入而引发本病。营养不良，患慢性心、肾、关节疾病，生活及工作环境不佳，经常接触高温、粉尘、有害刺激气体等皆易有此症。病原微生物主要为溶血性链球菌、肺炎双球菌、流行性感冒杆菌及病毒。咽喉肿痛是口咽和喉咽部病变的主要症状，以咽喉部红肿疼痛、吞咽不适为特征，又称“喉痹”。咽接食管，通于胃；喉接气管，通于肺。如外感风热之邪熏灼肺系，或肺、胃二经郁热上壅，而致咽喉肿痛，属实热证；如肾阴不能上润咽喉，虚火上炎，亦可致咽喉肿痛，属阴虚证。

【临床表现】

以咽喉部红肿疼痛、吞咽不适为特征。兼见咳嗽，伴有寒热头痛、脉浮数、为外感风热；咽干、口渴、便秘、尿黄、舌红、苔黄、脉洪大为肺胃实热；咽喉稍肿、色暗红、疼痛较轻，或吞咽时觉痛楚，微有热象，入夜则见症较重为肾阴不足。

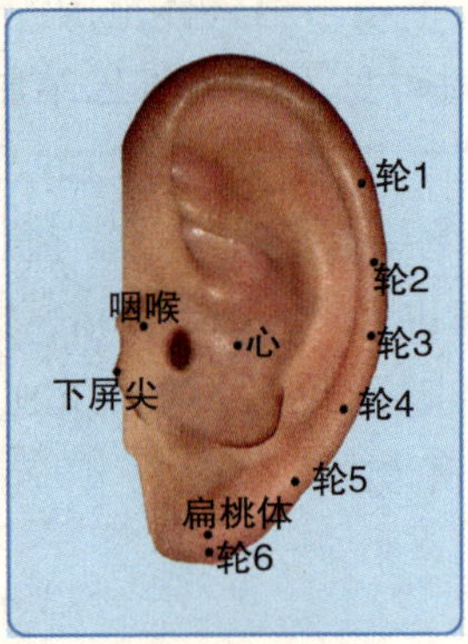

图 6-20　咽喉肿痛取穴 1

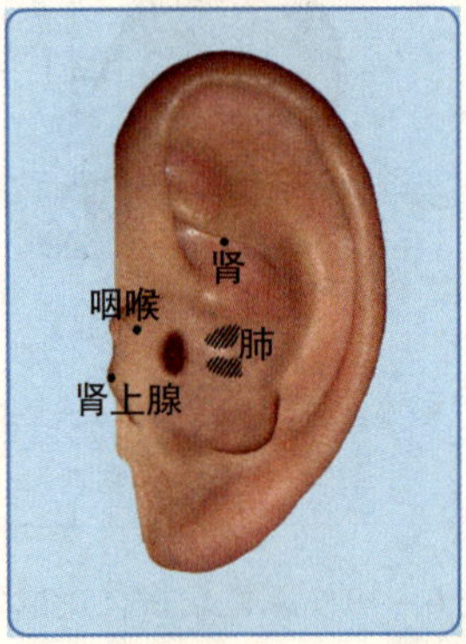

图 6-21 咽喉肿痛取穴 2

【耳穴诊断】

（1）视诊　咽喉、扁桃体呈片状红晕。

（2）触诊　咽喉、扁桃体隆起，有压痛。

（3）电测　咽喉、扁桃体、口呈阳性反应。

【耳穴治疗】

（1）耳针法

①主穴取穴（图 6-20）：咽喉、心、下屏尖、扁桃体、轮 1~6。毫针刺，实证者强刺激，每次留针 1 小时。

②配穴取穴（图 6-21）：咽喉、肺、肾、肾上腺，选 2 穴，埋针 7 针，轮换取穴。

（2）耳压法　选取咽喉、下屏尖、脑为主穴。肺阴不足型加肺、对屏尖，肾阴亏损型加肾、神门，胃腑积热型加胃、脾。常规消毒耳廓，皮肤干燥后，将王不留行用适当大小的麝香止痛膏贴于穴位上，并在药粒处按压，使患者产生痛感，使局部充血即可，并嘱患者每日按压数次。隔日 1 次，10 次为一疗程。

第十一节　急性咽炎

急性咽炎是咽黏膜、黏膜下组织和淋巴组织的急性炎症。本病常为其他各种传染病的前驱症状，常继发于急性鼻炎或扁桃体炎也可单独发生。好发于秋、冬季及冬、春季之交。常因受凉，过度疲劳，烟酒过度等致全身及局部抵抗力下降，病原微生物乘虚而入而引发本病。营养不良，患慢性心、肾、关节疾病，生活及工作环境不佳，经常接触高温、粉尘、有害刺激气体等皆易罹本病。原微生物主要为溶血性链球菌，肺炎双球菌、流行性感冒杆菌及病毒。急性咽炎属中医学“喉痹”、“喉风”、“喉痞”范畴，是以咽部红肿疼痛，或干燥、异物感，咽痒不适等为主要表现的咽部疾病。多因起居不慎，肺卫失固，致风热邪毒乘虚侵犯，由口鼻而入直袭咽喉，以致咽部红肿疼痛而发为风热喉痹。若因失治误治，或平素肺胃积热，则邪热传里而出现肺胃热盛的重症。素体虚寒者，风寒之邪犯于皮毛，内应于肺，壅结于咽喉，则可表现为风寒喉痹。

【临床表现】

临床表现为起病较急，起初时咽部干燥、灼热、继而疼痛，常有发痒、咳嗽不适、吞咽不利，可伴有发热、恶寒无汗、四肢酸痛或便秘等症。细菌感染者，间或在淋巴滤泡中央出现黄白色点状渗出物，颌下淋巴结肿大并有压痛。严重者，可累及会厌及的会厌襞，发生水肿。有时全身不适、关节酸困、头痛、食欲不振。检查口咽及鼻咽黏膜弥漫性充血、肿胀、腭弓及悬壅垂水肿，咽后壁淋巴滤泡和咽侧索红肿；表面有黄白色点状渗出物，下颌淋巴结肿大并有压痛。体温可升高至38°C，根据病原的不同白细胞可增多，正常或减少。

【耳穴诊断】

（1）视诊　咽喉部位有片状红，隆起，有光泽。

（2）触诊　咽喉区触及有硬块，压痛不明显。

（3）电测　咽喉区呈阳性反应。

【耳穴治疗】

（1）取穴　主穴（图6－22）取咽喉、肺、肾上腺、神门。配穴（图6－23）：咳嗽加气管；便秘加大肠、胃。

（2）取穴依据　咽喉为局部对症取穴，可清利咽喉、消炎止痛；咽喉为肺之经脉循行所过之处，故取肺穴既可以疏解表邪，又能清肺泄热、止咳消炎；肾上腺消炎止痛；神门清热、消炎、止痛；气管降逆止咳；胃、大肠通调腑气，通利大便。

（3）治法　常采用毫针、揿针及压丸法。毫针刺时，手法宜中强度刺激或强刺激，留针15～20分钟，留针期间，间歇运针，每日1次，双耳或单耳交替刺之。揿针埋压每2天换1次，或压丸法3～5天换1次，留埋期间，患者每日自行按压3次以上，双耳或单耳交替使用。

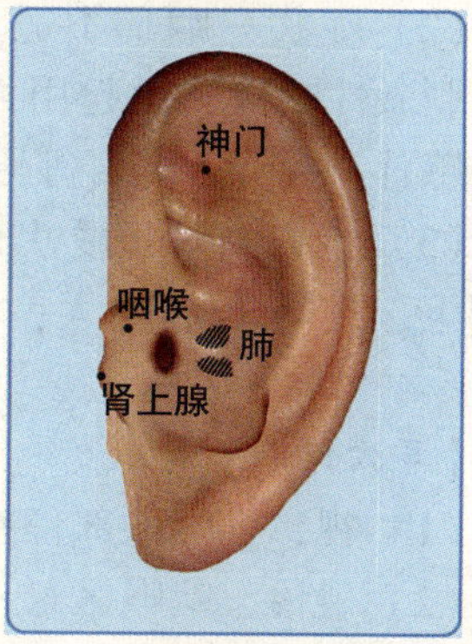

图6－22　急性咽炎主穴

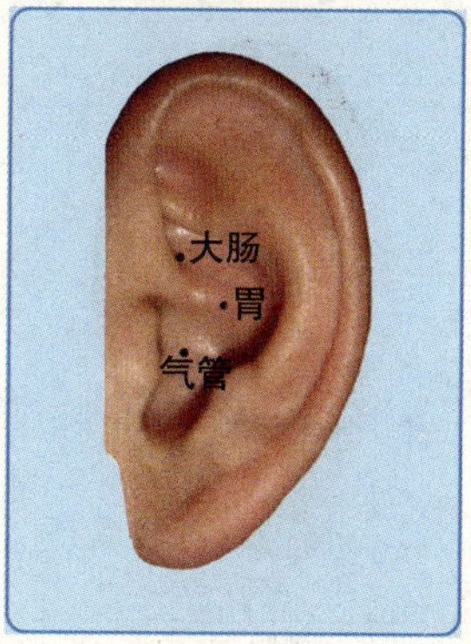

图6－23　急性咽炎配穴

第十二节　慢性咽炎

慢性咽炎咽黏膜慢性炎症，以咽部不适，发干、异物感或轻度疼痛、干咳、恶心，咽部充血呈暗红色，咽后壁可见淋巴滤泡等为主要临床表现。慢性咽炎患者，因咽分泌物增多，故常有清咽动作，吐白色痰液。慢性咽炎属中医学“喉痹”之“虚火喉痹”范畴。肺胃阴虚、七情郁结、痰阻咽喉是慢性咽炎发病的根本原因。其他疾病也能诱发本病，如鼻部疾病、胃、十二指肠疾病、贫血、植物神经功能失调、过度饮酒吸烟、粉尘及部分职业病等。慢性咽炎的临床症状表现为：咽喉红肿、干咳无痰、头晕目眩、胸腹胀满、全身不适，咽喉处有球塞感、蚁行感、异物感，使患者“吞之不下，吐之不出”，重者可出现增生性滤泡、声音嘶哑等。

【临床表现】

（1）病史　常有急性咽炎反复发作史，或因鼻病长期张口呼吸及烟酒过度、环境空气干燥、粉尘和刺激性气体污染等。

（2）症状　咽部不适，或疼，或痒，或干燥感、灼热感、烟熏感、异物感等；刺激性咳嗽，晨起用力咳出分泌物，甚或作呕。病程2个月以上，常因受凉、感冒、疲劳、多言等原因致症状。

（3）检查　咽部慢性充血，加重呈暗红色，或树枝状充血；咽后壁淋巴滤泡增生，或咽侧索肿大；咽黏膜增生肥厚，或干燥、萎缩、变薄，有分泌物附着。

【耳穴诊断】

（1）视诊　咽喉部位有片状红，隆起，有光泽。

（2）触诊　咽喉区触及有硬块，压痛不明显。

（3）电测　咽喉区呈阳性反应。

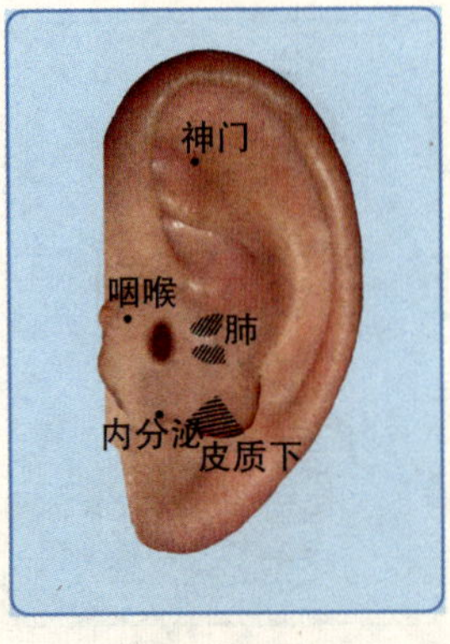

图6－24　慢性咽炎取穴

【耳穴治疗】

（1）压籽法

①取穴（图6－24）：咽喉、皮质下、肺、神门、内分泌。

②治法：采用压痛点探查法定准穴位后，局部常规消毒，将王不留行贴于患者一侧耳廓的穴位上，以手按压该穴，使局部有胀、痛、麻、热感，每日按压6~8次。3天换贴1次，双耳交替使用，10次为一疗程，间隔休息4天，治疗期间停止用药。同时患者可配合自我按摩，每日用手指按摩前颈部即气管、咽部，每次10分钟左右，

效果明显。

（2）刺血疗法　取耳背上部静脉，先用手轻揉患侧耳部，使其局部充血，再于耳后寻找其静脉，局部常规消毒后，用毫针于耳后静脉点刺，挤出血液3～5滴，即用酒精棉球压按针孔，每日1次；第二次在患侧耳背施术部位下方点刺；第三次仍在第一次部位。此法于小儿尤佳。也可用三棱针点刺少商、内道及耳背的脉络，挤血数滴，每日1次。

第十三节　失　　音

由喉部肌肉或声带发生病变而引起的发音障碍叫做失音。中医学称作“瘖”。有新久之别，新病多因外感风寒、燥热之邪，或痰热内蕴而发病；久病则多属肺肾阴虚。

【临床表现】

患者说话时声调变低，声音微弱，严重时发不出声音。

【耳穴诊断】

（1）望诊　肺、咽喉、气管呈点片状红晕或暗红色反应。

（2）触诊　肺、咽喉、气管压痛（＋＋）；咽喉可触及条索状或片状增厚。

【耳穴治疗】

（1）取穴（图6－25）　肺、咽喉、气管、颈、心、大肠、肾、膀胱。

（2）治法　取2～3穴，探得敏感点或阳性反应物后，用5分普通毫针快速刺入，得气后，行捻转手法，中强度刺激，约持续0.5～1分钟。

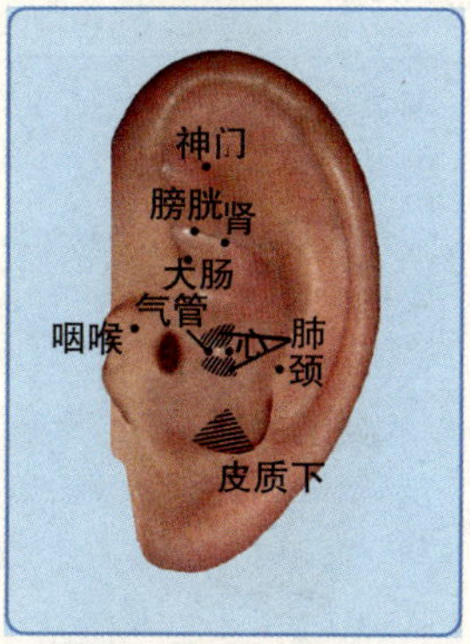

图6－25　失音取穴

第十四节　复发性口腔溃疡

复发性口腔溃疡是口腔黏膜疾病中最常见的溃疡性损害，具有周期性发作的特点。表现为口腔黏膜反复出现孤立的、圆形或椭圆形浅层小溃疡，可单发或多发在口腔黏膜的任何部位，有剧烈的自发痛。病程有自限性，一般10天左右可自愈。本病的病因比较复杂，有人认为是病毒感染，有人认为是过敏反应、或内分泌紊乱、或消化道障碍等。根据临床所见，确有许多患者有一些诱发因素，如消化不良、便秘、蛔虫病、睡眠不足、精神刺激、月经不调等。严重型的复发性口腔溃疡，从免疫学的观点看，属自身免疫病，与眼、口、生殖器三联综合征在发病机制上相似。病因分为实证与虚证两类，实证多为心脾积热而致，虚证多有阴虚火旺而致。

【临床表现】

此病比较容易诊断，主要症状为口腔黏膜反复出现溃疡，局部症状比较明显，一般全身症状不明显。

临床上口腔黏膜症状可分为3个阶段：第一阶段：发疱期黏膜充血水肿，其上出现粟粒大的小水疱，患者自觉患部发紧、发涩、有烧灼感。数小时后疱疹破裂形成溃疡。因为发疱期极为短暂，所以临床上很少能见到疱疹。也有许多病例没有发疱阶段。第二阶段：溃疡期，疱疹破裂后形成的溃疡为圆形或椭圆形，直径2～3mm，底浅，边缘整齐，周围有红晕，溃疡面有黄色纤维性渗出物覆盖。此时有剧烈的烧灼样痛，冷、热、酸、甜、咸等刺激，可使疼痛加重，此期可持续4～5天。第三阶段：愈合期。溃疡面有肉芽组织修复，溃疡底逐渐平坦，面积缩小，黏膜充血减轻，炎症消退，疼痛减轻。再过2～3日后即愈合，不留瘢痕。

【耳穴诊断】

耳穴的口穴呈片状红晕，轻度水肿，压之极痛；或舌穴呈点状红晕，或隆起者，为急性口腔溃疡，若色暗红、触之条索、上下鄂、面颊区凹凸不平，压痛明显者为慢性口腔溃疡。

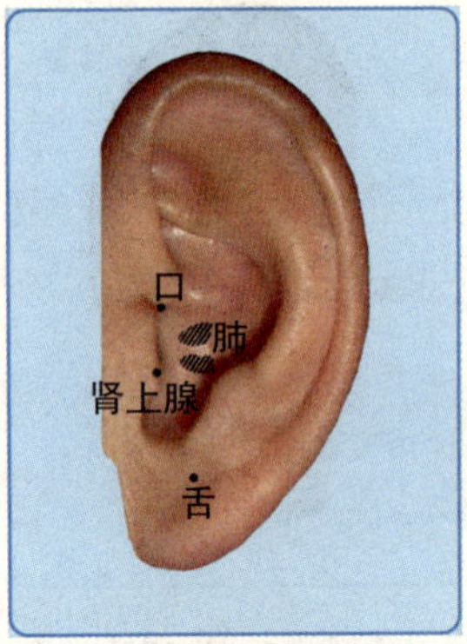

图6－26　复发性口腔溃疡主穴

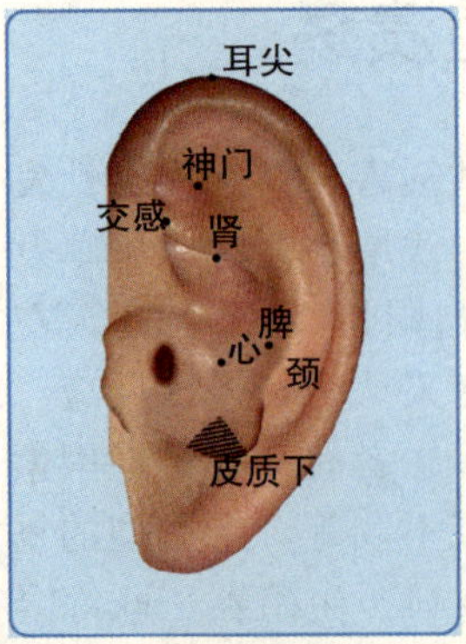

图6－27　复发性口腔溃疡配穴

【耳穴治疗】

（1）耳针法　主穴（图6－26）取口、舌、肺、肾上腺。配穴（图6－27）：心脾积热加心、脾、耳尖（放血）；阴虚火旺，加肾、交感；疼痛加神门、皮质下。实证用强刺激泻的手法；虚证用补的手法，以巩固疗效。

（2）耳穴压丸法或埋针法　取穴或手法同耳针法。隔日换埋或贴压另一侧耳穴。治疗至痊愈后，在继续治疗2次，以巩固疗效。

（3）耳穴激光照射法　采用输出功率为20mW瓦的氦－氖激光器，光斑直径15mm。患者距激光器的距离为1m。照射双耳的耳甲腔（包括心、肺、口、三焦等耳穴），每耳照射5分钟，双耳共照射10分钟，每日治疗1次，治疗至痊愈后，再治疗1～2次，以巩固疗效。

（4）耳灸法　取穴同耳针法。用自制细艾条（也可用卫生香代替）温灸各耳穴，每穴灸5分钟，一般取4～6个穴。每天灸1～2次，每次就一侧耳穴。灸至痊愈后，双耳同时灸1次，以巩固疗效，也可用一般艾条灸耳甲腔、耳垂和三角窝，各灸5分钟，使全耳呈现红热。

第十五节　牙　　痛

牙痛是指牙齿因各种原因引起的疼痛而言，为口腔疾患中常见的症状之一，可见于西医学的龋齿、牙髓炎、根尖周围炎和牙本质过敏等，遇冷、热、酸、甜等刺激时牙痛发作或加重。《诸病源候论》卷二十九：“牙齿皆是骨之所终，髓气所养，而手阳明支脉入于齿脉湿髓气不足，风冷伤之，故疼痛也。”大肠、胃腑积热，或风邪外袭经络，郁于阳明化火，火邪循经上炎而发牙痛。肾阴不足，虚火上炎亦可引起牙痛。过食甘酸之物，口齿不洁，亦会引起牙痛。

【诊断诊断】

牙痛是一种常见疾病，其表现为：牙龈红肿、遇冷热刺激痛、面颊部肿胀等。

【耳穴诊断】

耳穴牙，从屏间切迹与耳垂下端连线中点为上齿，从屏间切迹与上齿连线中点为下齿。牙穴呈点状红晕或暗红，边缘清楚，下颌穴片状隆起，压痛明显者为牙周炎。如从口、食道至气管、支气管穴，呈大片状白色水肿，触之凹陷，上、下颌穴隆起水肿，压痛明显，压痕反应者为牙周出血。若牙穴呈灰白色反应，中有红点，或下颌穴成点状皱褶，压之小凹者为龋齿；若牙穴的灰白色中没有红点，或下颌穴成点状皱褶，压之小凹活长凹呈沟，色灰白，或口穴呈点状凹陷，点线状不规则凹陷，压痕深而恢复慢者均为缺齿特征，下颌穴区见到M型缺齿沟者更为缺齿。仅于下颌穴压之极痛，电测阳性者为一般牙痛。

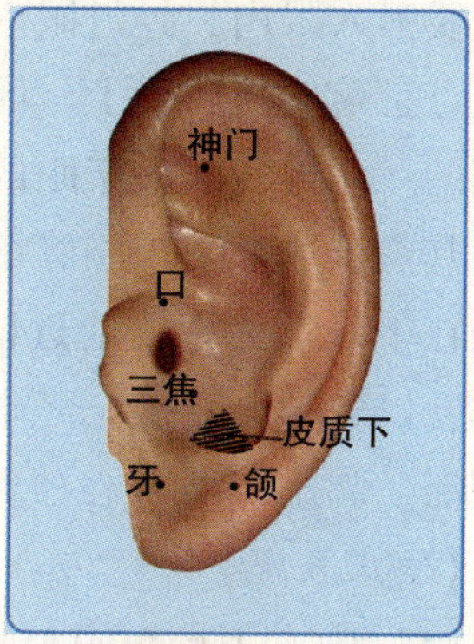

图6－28　牙痛主穴

【耳穴治疗】

（1）耳针法　主穴（图6－28）取颌、口、牙、三焦（近外耳道口处的敏感点，曾用名：牙痛奇穴）、神门、皮质下。配穴（图6－29）：风热牙痛，加肾上腺、耳尖点刺放血；胃火牙痛，加胃、脾、屏间；虚火牙痛，加肾、交感。湿热牙痛（风热、胃火牙痛）用强刺激泻的手法，留针1小时以上。虚火牙痛用补的手法，或肾、交感穴留针10分钟，每日或隔日治疗1次，6次为一疗程。实热牙痛，每日针治1～2次，4天为一疗程。

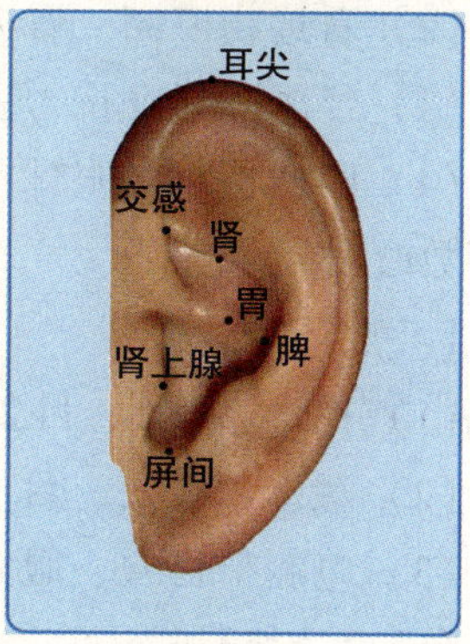

图6－29　牙痛配穴

（2）耳穴压丸法　取穴除耳针法的用穴外，有人还加用枕、垂前等穴。手法同耳针法、耳穴压丸法，多用于虚火牙痛，或实热牙痛的恢复缓解期。也有人用于湿热牙痛的火盛期。

（3）耳穴药物注射法　常用药物有普鲁卡因、青霉素、鱼腥草注射液等。取穴三焦的敏感点、垂前、肾、神门、皮质下、颌。每次选2~3个穴注射，各穴轮流施治，实热牙痛每日穴注1~2次，4天为一疗程。虚火牙痛每日或隔日治疗1次，6次为一疗程。

（4）烧酒或70%酒精塞耳法　用60°烧酒或70%的酒精棉球塞入患侧外耳道，每日塞1~2次。

耳穴治疗牙痛效果极佳、尤其是牙周炎、冠周炎更为明显，常有仅用牙或屏尖或下颌或面颊等，单穴刺激而见显效，但慢性炎症牙痛者须治一段时间，才能治愈。由于牙髓炎、根尖周围炎较为顽固，为防复发，可配合他法综合治疗。

第十六节　近视眼

近视眼是指看远不清，看近清晰的屈光异常。在正常状况下，来自远方的平行光线射入眼内，经过眼内的屈光系统（包括角膜、前房水、晶状体、玻璃体）其焦点正落于视网膜上，因而在视网膜上形成一个清晰的物像。这时是不用任何调节的。而近视眼由于眼的屈光系统与正常人不同，来自远方的平行光线射入眼内，其焦点成像于视网膜前，在视网膜前就形成一个模糊的物像，即是近视眼。近视在中医学称为“能近怯远症”。主因心阳耗损，气虚神伤或肝肾两虚，目失濡养，以致神光衰微，光华不能及远。中医学认为近视眼的发病与气血不足、肝气郁滞、脾虚气弱、心神失养等有关。

【临床表现】

（1）常有不良用眼习惯史，如看书时，书本距离眼睛太近、乘车看书、在光线暗淡的环境下书写等。

（2）看远物模糊，看近物清晰。

（3）经国际标准视力表检查，视力低于正常值。

（4）眼底检查　眼球前后径过长、角膜和晶状体曲率异常以及晶体内部屈光指数改变。

【耳穴诊断】

（1）视诊　目1、目2隆起或凹陷。

（2）触诊　眼穴、目1、目2有压痛。

（3）电测　目穴、眼穴呈阳性反应。

【耳穴治疗】

（1）方法1

①取穴（图 6－30）：耳尖（放血）、肾、肝、眼、目 2、脾、神门。

②治法：每次选 3～4 穴，双耳同贴。将王不留行贴压穴处，按揉以有酸、麻、胀、痛感为度，每天按压 3～4 次，每次 1～2 分钟，10 天后休息 2 天，再贴，每 4 次为一疗程。

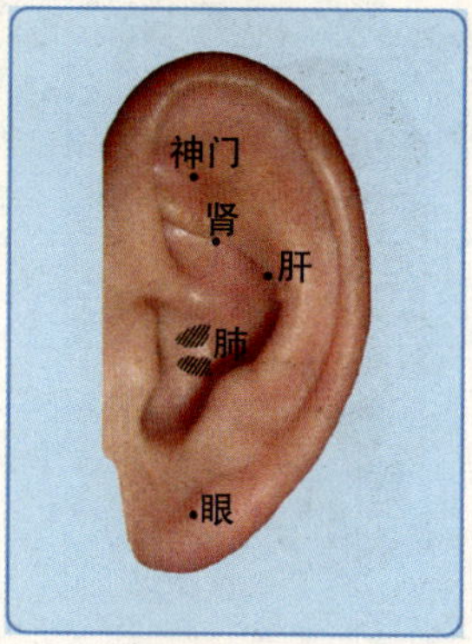

图 6－31 近视眼取穴 2

（2）方法 2

①取穴（图 6－31）：肝、肾、肺、神门、眼。

②治法：王不留行贴压在敏感点处，压 2 分钟。每次取 1～2 点，2 天更换 1 次，3 次为一疗程。患者每天自行按压 3 次，每月复查 1 次，连续检查 6 个月。

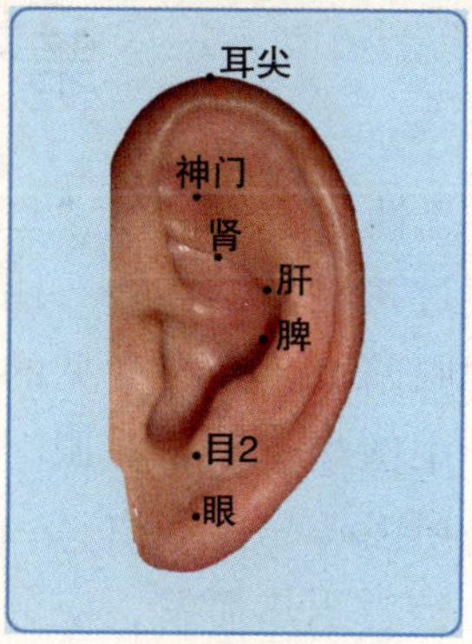

图 6－30 近视眼取穴 1

（3）方法 3

①取穴（图 6－32）：肝、目 1、目 2、眼、肾。夜盲症者，加神门、枕、内分泌、肾上腺；晶体混浊者，加心、神门、额、枕、内分泌、皮质下；散光者，加心、顶、额、枕、神门、内分泌、肾上腺；青光眼者，加新眼点、枕、神经点；视网膜炎者，加枕、额、顶、神经点、新眼点、内分泌、皮质下。

②治法：将王不留行贴压穴处，配合眼睛气功操：轻轻按摩眶上孔 50 次；按摩眶下孔 50 次，以眼球有酸胀感为度；按摩太阳穴 50 次，眼球同时由上左下右转动；按摩外耳穴 50 次，同时眼球由上右下转动。最后睁眼按揉耳压药子，每耳压 5 次，检查视力 1 次。15 次为一疗程，休息 1 周后，再进行第 2 个疗程，直到视力达 1.2～1.5 为止。

（4）方法 4

①取穴（图 6－33）：肝、肾、脾、眼、交感、枕、目 1、目 2。

②治法：每次贴主穴和配穴 1～2 个，用自制的穴贴宁药膏，将王不留行置于胶布上贴压穴处，5 天 1 次，3 次为一疗程。

5. 方法五

①取穴（图 6－34）：心、肝、胆、脾、肾、眼、目 1、目 2。

②治法：每次选 2～3 穴，用王不留行贴压穴处，早、中、晚各按压 1 次，每次每穴压 30 下，3 天更换，5 次为一疗程。

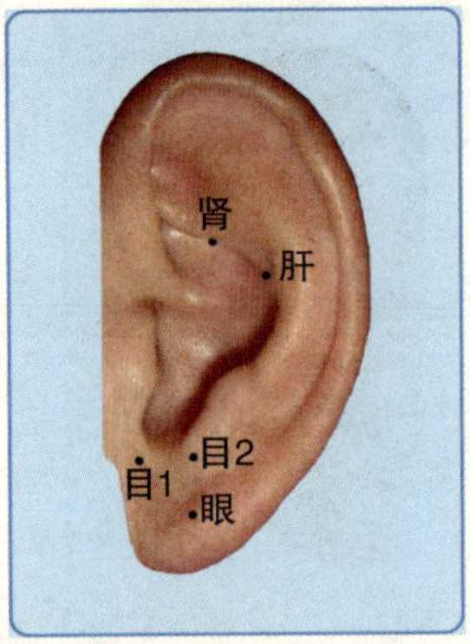

图6－32　近视眼取穴3

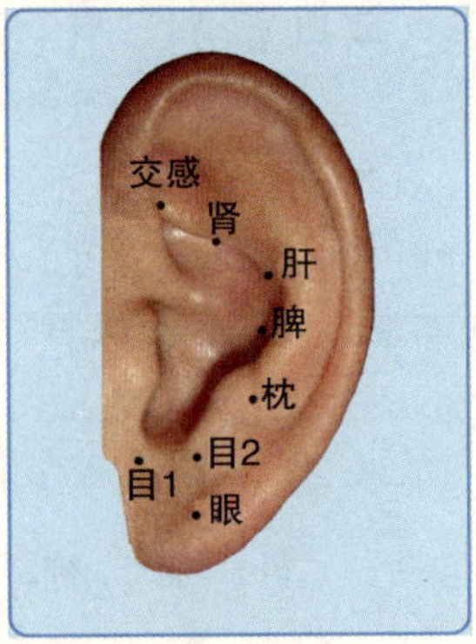

图6－33　近视眼取穴4

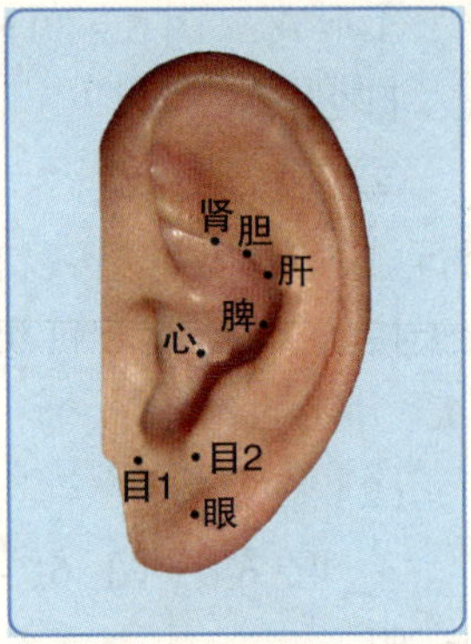

图6－34　近视眼取穴5

第十七节　急性结膜炎

急性结膜炎俗称“红眼病”，多发于春夏季节，为季节性传染病，主要是通过接触传染传播。往往通过接触患者眼分泌物或与红眼患者握手或用脏手揉眼睛被传染。常见的致病菌有肺炎双球菌、链球菌、葡萄球菌等。本病属于中医学“天行赤眼”范畴。《目经大成》有云：“天行赤眼由疫疠之邪感染所发，一家之由，一里之中，老少皆可受染而发。”本病多由外感风热引动肺胃积热而发，应分辨风重于热、或热重于风、或风热并重，以辨证立方用药。在临床上本病并非皆属热证，也有因风寒所感而引起的。故应辨寒热，寒者应用温散，热者则用辛凉清热。若累及黑睛，应加清肝退翳、明目药物；若有白睛溢血，则加凉血止血之品，但白睛溢血控制后，便佐以活血祛瘀药。在内服的同时加用外熏药，效果更好。

【临床表现】

双眼明显充血，有黏液分泌物，自觉异物感和烧灼感。角膜受累时，有疼痛、畏光、流泪及视力障碍等。

【耳穴诊断】

(1) 视诊　眼、目2呈点状红晕。

(2) 触诊　肝、眼、目2有压痛。

(3) 电测　肝、眼、目2电测阳性。

【耳穴治疗】

(1) 刺血

①取穴：主穴（图6－35）取耳尖、耳背静脉、压痛点。配穴取太阳、攒竹、睛明（均体穴）。

② 压痛点位置：以毫针柄或火柴棒，在患者双耳垂上均匀按压，寻得相互对称压痛明显之点。此点与周围皮肤略异，肤色稍深且呈粟粒大小之结节；如测不出，可以眼点代替。

③ 治法：主穴可取单穴，亦可结合应用。疗效不明显时再加用配穴 1 ~ 2 个。主穴操作：手指反复揉捏耳尖至充血，将耳前折，以三棱针挑破，或在耳背隆起最明显之血管、耳垂压痛点刺血，并用拇食指挤压，一般出血 4 ~ 5 滴，重者7 ~ 10 滴。太阳、攒竹点刺并挤出绿豆大血珠。睛明浅刺约4 ~ 5 分，不作提插捻转，留针 15 分钟。每日 1 ~ 2 次，双耳交替轮用。

（2）耳穴压丸法

①取穴（图 6 – 36）：耳尖、肺、眼、目 1、目 2、肾上腺、肝、脾。

②治法：采用王不留行贴压，每次取一侧耳穴，双耳交替，隔日换 1 次，贴压期间嘱患者自行按压 3 ~5 次，5 次为一疗程。每日 1 次，不计疗程。亦可配合滴 25% 氯霉素眼药水或/和醋酸可的松眼药水。

（3）穴位注射

①取穴（图 6 – 37）：眼（耳穴）。

②治法：维生素 B_{12}（0. 1mg/ml）。上穴双侧均取。眼穴注入药液每次每侧 0. 2 ~0. 3ml。每日 1 次，3 天为一疗程。可配合 0. 25% 氯霉素眼药水点眼，每天 4 ~6 次。

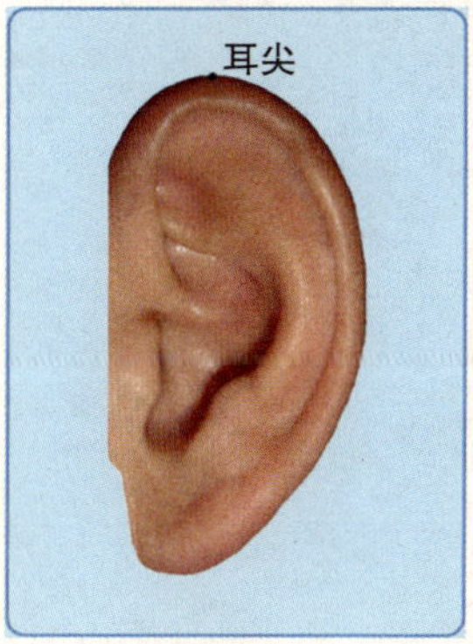

图 6 – 35　急性结膜炎取穴 1

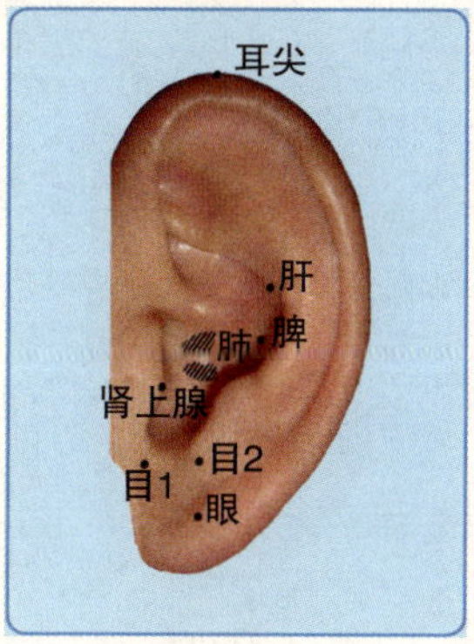

图 6 – 36　急性结膜炎取穴 2

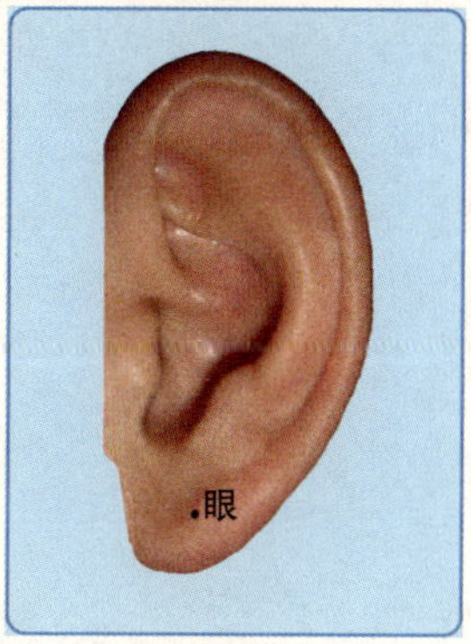

图 6 – 37　急性结膜炎取穴 3